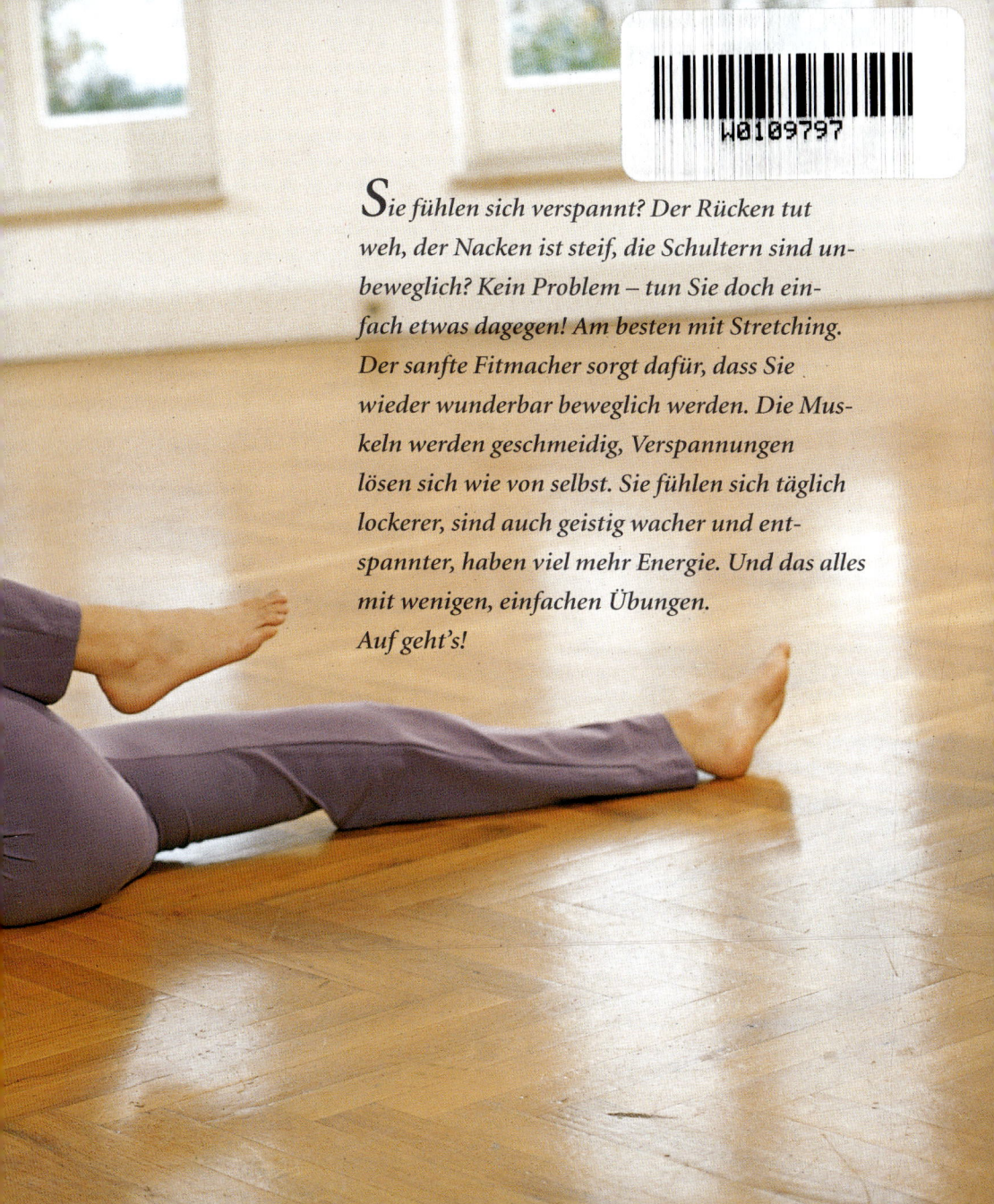

Sie fühlen sich verspannt? Der Rücken tut
weh, der Nacken ist steif, die Schultern sind unbeweglich? Kein Problem – tun Sie doch einfach etwas dagegen! Am besten mit Stretching.
Der sanfte Fitmacher sorgt dafür, dass Sie
wieder wunderbar beweglich werden. Die Muskeln werden geschmeidig, Verspannungen
lösen sich wie von selbst. Sie fühlen sich täglich
lockerer, sind auch geistig wacher und entspannter, haben viel mehr Energie. Und das alles
mit wenigen, einfachen Übungen.
Auf geht's!

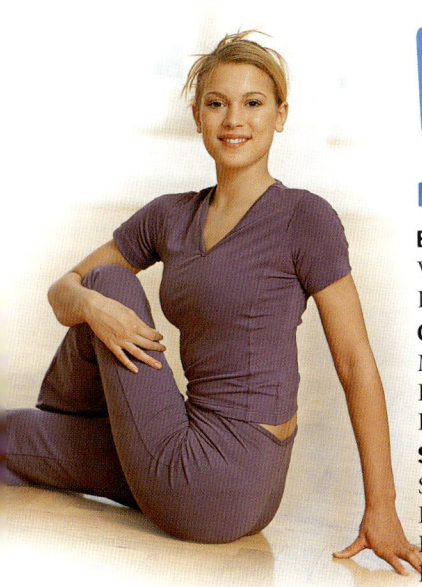

Inhalt

Machen Sie sich lang ...

Fit mit Spaß

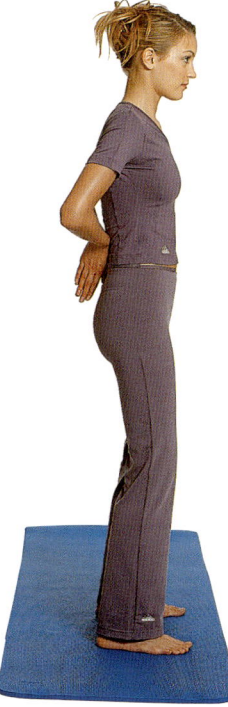

Stretching im **Alltag**

Vor & nach dem **Sport**

Machen Sie sich lang ...

... für mehr Fitness und Flexibilität

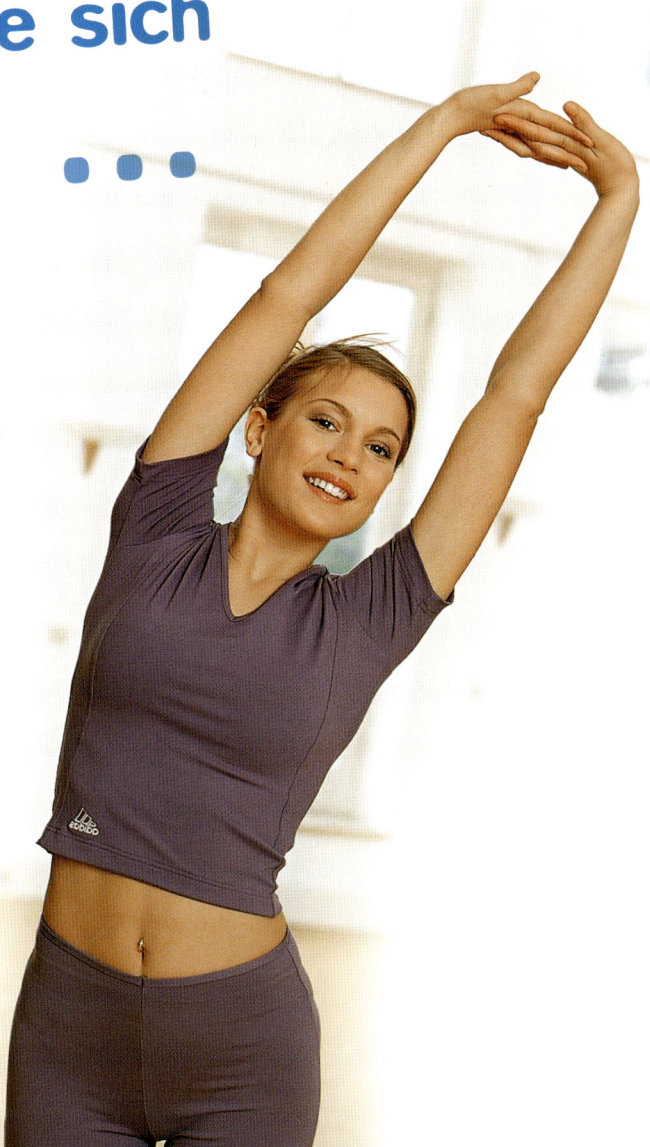

Haben Sie mal eine Katze dabei beobachtet, wie sie genüsslich ihren ganzen Körper ausgiebig dehnt und streckt? Wir tun das viel zu selten: Werden Muskeln nicht regelmäßig gedehnt, verkürzen sie automatisch. So werden wir mit der Zeit immer unbeweglicher. Stretching-Übungen setzen gezielt an den Schwachstellen an, halten die Muskeln geschmeidig und den ganzen Körper fit.

Bloß nicht einrosten!

Es ist wie bei vielen Dingen: Dass unser Körper eigentlich enorm beweglich ist, wird uns erst dann so richtig bewusst, wenn plötzlich Einschränkungen da sind: Beim Rückwärts-Einparken lässt sich der Kopf einfach nicht mehr weit genug nach hinten drehen; oder wir kriegen auf einmal den Reißverschluss am Kleid nicht mehr allein zu. Dann ist es höchste Zeit, die Flexibilität von Muskeln und Gelenken zu trainieren – mit gezieltem Stretching.

Verspannungs-Killer

Die sanften Übungen setzen direkt an den Schwachstellen an. Sie dehnen genau jene Muskeln, die durch einseitige Beanspruchungen zu Verkürzungen und Verspannungen neigen. Dadurch wird auch der Bewegungsradius der Gelenke wieder größer – und das ist entscheidend für unsere Beweglichkeit.

... auch für die Seele

Doch Stretching macht nicht nur mobiler und entspannter, es bringt ganz allgemein den Körper und auch die Seele wieder in Schwung. Mit elastischen Muskeln und flexiblen Gelenken fühlen Sie sich einfach besser – lockerer und ausgeglichener.
Auch Ihre Haltung, Ihre Figur und Ihre Ausstrahlung profitieren davon.

Kurzprogramme für jeden Bedarf

Wir stellen Ihnen spezielle Stretching-Programme vor, die dafür sorgen, dass Sie im Alltag fit und locker bleiben.
● Kurz-Programme etwa für Lang- und Vielsitzer oder Übungen für einen geschmeidigen Nacken wirken vorbeugend und verhindern so Schmerzen an Wirbelsäule, Muskeln und Gelenken.
● Weitere Übungen machen frisch und hellwach oder wecken ganz neue Energien. Eine Wohltat für den ganzen Körper!

info:

EIN MUSS BEIM SPORT!

Spezielle Stretchingübungen gleichen einseitige Belastungen aus, die zum Beispiel durch Joggen, Walken oder Radfahren entstehen.

● Geschmeidige Muskeln verhindern Verletzungen – auch bei alltäglichen Verrichtungen. Dehnfähige Muskelfasern reißen seltener und werden weniger häufig gezerrt. Diese Auffassung vertreten Sportmediziner und Trainer. Deshalb gehört Stretching heute zu jedem guten Trainingsprogramm (Seite 39).

● Auch Muskelkater kann durch ein Dehnprogramm nach dem Sport gemildert oder ganz verhindert werden. Denn: Die extreme Gelenkposition beim Stretching blockiert zwar kurzzeitig die arterielle Blutzufuhr. Doch nach dem Ende der Übung fließt das Blut dann überschießend in den entsprechenden Körperteil hinein. Und dadurch kann sich der Muskel schneller wieder regenerieren.

Ganz schön elastisch

Muskeln halten nicht ewig durch

Unsere Muskeln können eine ganze Menge: Sie sorgen dafür, dass wir uns aufrecht halten und frei bewegen können. Das funktioniert, weil sie sich zusammenziehen und wieder strecken können. Wenn Sie zum Beispiel den Arm anbeugen, zieht sich der Bizeps am vorderen Oberarm zusammen, während sein »Gegenspieler«, der Trizeps an der Armrückseite, gedehnt wird.

Werden Muskeln regelmäßig überbeansprucht und einseitig belastet, funktioniert dieses perfekte Zusammenspiel nicht mehr, denn manche Muskeln verkürzen sich dann chronisch, andere werden immer schwächer. Verkürzte Muskeln verhärten, verlieren an Geschmeidigkeit und Elastizität. Auch die Blutzufuhr funktioniert nicht mehr optimal. – Schon ein einmaliges Krafttraining verkürzt die Muskeln um 5 bis 13 Prozent – und diese Beweglichkeitseinschränkung hält bis zu 48 Stunden lang an. Wenn wir den Körper jedoch über viele Jahre falsch oder einseitig belasten, etwa beim Sitzen mit rundem Rücken, dann hat das fatale Folgen: Muskeln, Bindegewebe und Seh-

info:

MUSKELN, DIE ZU VERKÜRZUNGEN NEIGEN

Einige Muskeln benutzen wir im Alltag häufiger als andere. Diese sind bei vielen Menschen verkürzt:

➤ die Nackenmuskeln
➤ die Brustmuskeln
➤ die unteren Rückenmuskeln
➤ die Vorderseite der Oberschenkel
➤ die Rückseite der Oberschenkel
➤ die Beininnenseite
➤ die Wadenmuskeln

Stretching-Übungen für diese Muskeln sind deshalb besonders wichtig!

nen verkürzen sich dauerhaft. Die Gelenke verlieren an Flexibilität, der ganze Körper verformt sich ungesund.

Dehnen – und dranbleiben!

Es ist ganz einfach, den Teufelskreis zu durchbrechen – regelmäßiges Stretching hält die Muskeln geschmeidig und die Gelenke flexibel. Denn werden Muskeln regelmäßig gedehnt, können Verkürzungen wieder rückgängig gemacht werden. Muskeln, Bindegewebe und Sehnen ziehen sich in ihre ursprüngliche, gesunde Länge zurück. Und das funktioniert so: Beim Stretching spüren wir ein deutliches Ziehen im Muskel. Damit signalisiert uns der Körper: »Hier ist die Grenze. Weiter geht's im Augenblick nicht!« Strecken wir uns immer wieder, dann steigt die Toleranz gegenüber den Dehnreizen, und die Beweglichkeitsgrenze kann erweitert werden. Die Muskeln werden elastischer.

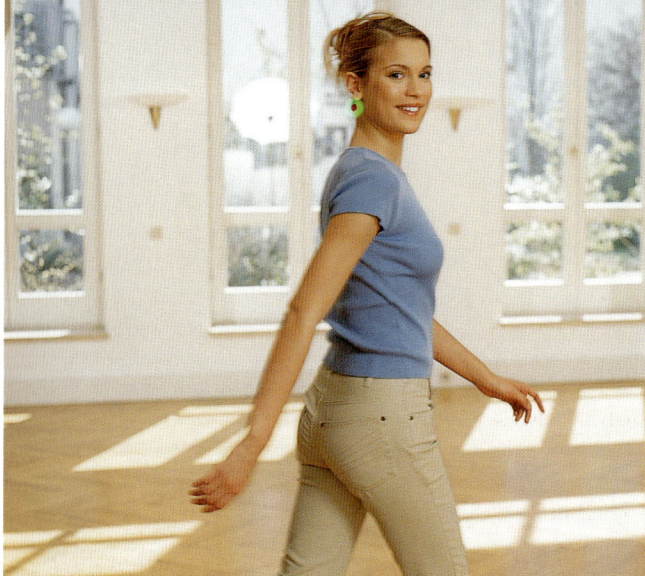

Gute Haltung, dynamischer Gang? Nur mit elastischen Muskeln!

Das bedeutet aber auch: Wenn wir nicht auf Dauer aktiv bleiben und die Muskeln regelmäßig dehnen, nimmt unsere Flexibilität automatisch ab.

Das haben Sie dann davon

● Stretching ist der ideale Ausgleichssport: Durch einseitige Belastungen im Alltag oder beim Sport verkürzte und verspannte Muskeln werden wieder dehnfähig, elastisch und geschmeidig.
● Die Muskeln und das umliegende Gewebe können optimal durchblutet und mit Sauerstoff versorgt werden. Und das erfrischt Körper und Geist. Wenn Sie sich regelmäßig dehnen, bringen Sie so blockierte Energien wieder in Fluss. Sie fühlen sich freier, stärker, schwungvoller.

● Gleichzeitig spüren Sie auch, wie Sie Tag für Tag lockerer werden. Ihre Fähigkeit, Spannung loszulassen und auf Ruhe umzuschalten, wird größer. Denn: Sind Muskeln elastisch und geschmeidig, können sie auch viel besser entspannen, als wenn sie hart, fest und verspannt sind.

● Eine gute, aufrechte Haltung und ein aktiver Gang sind die Basis für einen positiven Körperausdruck und eine tolle Ausstrahlung. Doch auch unsere Haltung ist abhängig von Stärke und Elastizität der Muskeln. Wir können unseren Rücken nur gerade und die Schultern hinten halten, wenn Schultern und Wirbelsäule flexibel und ausreichend beweglich sind. Sonst krümmt sich das Rückgrat, und die Schultern fallen automatisch nach vorn. Gezieltes Dehnen und Kräftigen bringt die Wirbelsäule wieder ins Lot und verbessert unsere Haltung und Ausstrahlung.

Auch die Dynamik unseres Gangs ist wesentlich abhängig vom Dehnungszustand der Beinmuskeln und der Achillessehne. Sind sie verkürzt, hat der Fuß beim Auftreten nur ganz kurz Bodenkontakt – die Schritte sind kurz, trippelnd und kraftlos. Aktives, dynamisches Gehen funktioniert nur mit elastischen Muskeln und Sehnen.

Stretching-
Know-how

Es gibt verschiedene Stretching-Methoden. Früher wurde beim Dehnen oft kräftig gewippt und nachgefedert. Inzwischen weiß man, dass diese Technik nicht nur wenig nützt, sondern im Gegenteil häufig zu Bänder- und Muskelverletzungen führt.

Statisches Stretching

Eine sehr effektive Variante:
➤ Gehen Sie langsam, kontrolliert, ohne Nachfedern in die beschriebene Position.
➤ Bewegen Sie sich so weit, bis Sie ein leichtes Ziehen im Muskel spüren.
➤ Halten Sie diese Stellung eine Zeit lang. Optimal sind 15 bis 30 Sekunden.

Bewegt-statisches Dehnen

Neue sportwissenschaftliche Untersuchungen belegen, dass diese Variante besonders wirkungsvoll ist.

➤ Gehen Sie ebenfalls ganz langsam und vorsichtig in die Dehnposition, bis Sie das leichte Ziehen spüren.
➤ Nach etwa 5 bis 9 Sekunden verstärken Sie die Dehnung etwas – und halten sie erneut ein paar Sekunden.
➤ Das können Sie wiederholen – je nach Körpergefühl bis zu 3-mal.
Wichtig ist, dass Sie sich ganz langsam bewegen. Nicht wippen oder federn!

Die richtige Haltung

Achten Sie bei allen Übungen darauf, dass Ihr Rücken gerade bleibt.
➤ Machen Sie kein Hohlkreuz! Bei Übungen im Stand verhindern Sie dies, indem Sie den Bauchnabel einziehen und den Po ganz fest anspannen. Wenn Sie unsicher sind, legen Sie während der Übung zur Kontrolle eine Hand an den unteren Rücken. Ist der Rücken hohl, dann ziehen Sie den Bauch ein, spannen den Po fest an und richten Ihre Hüfte auf. Bei Übungen in

Rückenlage drücken Sie einfach den unteren Teil des Rückens gegen den Boden.
➤ Halten Sie auch den oberen Rücken bei allen Übungen ganz gerade. Ziehen Sie Ihr Kinn leicht zum Körper heran – das streckt den Nacken. Schieben Sie die Schultern nach hinten und unten und das Brustbein vor. Wenn Sie dagegen den oberen Rücken rund machen, schaden Sie Ihrer Wirbelsäule.

Der Ablauf

1. Begeben Sie sich ganz langsam in die Position – ganz nach dem Motto: »Stretching ohne Stress!«
2. Gehen Sie so weit in die Haltung, bis Sie das typische Dehngefühl spüren – ein leichtes oder auch stärkeres Ziehen im Muskel. Einige Sportler beschreiben es als einen angenehmen Schmerz. Wenn Sie dieses Dehngefühl nicht spüren, hat die Übung nicht die gewünschte Wirkung: Der Muskel wird nicht elastischer, weil kein wirksa-

mer Trainingsreiz gesetzt wird, der den Muskel zur Anpassung herausfordert. Bewegen Sie sich niemals so weit, dass die Übung Ihnen unangenehm wehtut! Sollten Sie bei einer Übung starke Schmerzen empfinden, machen Sie sie nicht.

3. Konzentrieren Sie sich ganz auf die gedehnte Körperregion, während Sie in der Position verharren – und versuchen Sie, den Muskel bewusst zu entspannen. Denn nur dann kann er dem Zug nachgeben.

4. Es ist ganz wichtig, dass Sie niemals die Luft anhalten. Ihre Atemluft muss immer ungehindert fließen. Atmen Sie ganz tief ein – und langsam und bewusst wieder aus.

5. Sie entscheiden selbst, wie lange Sie dehnen – optimal sind 15 bis 30 Sekunden. Letztlich hängt die Dauer davon ab, wie intensiv Sie die Dehnung spüren und wie wohl Sie sich dabei fühlen. Wenn Sie wollen, probieren Sie das bewegt-statische Stretching aus (Seite 8).

6. Wenn Sie die Übung beenden wollen, lösen Sie sich ganz langsam und gehen zurück in die Ausgangsposition.

➤ Machen Sie jede Übung immer auf beiden Körperseiten, zum Beispiel mit dem rechten und dem linken Bein.
➤ Jede Übung wird in der Regel 2- bis 3-mal wiederholt. Aber auch dies ist abhängig von Ihrem Körpergefühl. Haben Sie zum Beispiel das Gefühl, eine Übung tut Ihnen ganz besonders gut, können Sie sie auch öfter wiederholen.

tipp:

STRETCHING-REGELN

➤ Stretching braucht Wärme! Üben Sie immer in warmer Umgebung bei angenehmen Temperaturen. Denn: Muskeldehnung funktioniert nur, wenn der Muskel sich gut entspannen kann. Und das klappt bei höheren Temperaturen einfach viel besser!
Wollen Sie ein intensives Stretching-Training absolvieren? Dann sollten Sie sich vorher aufwärmen – fünf Minuten reichen schon aus. Einfach auf der Stelle gehen, die Knie hochziehen und ab und zu die Schultern kreisen lassen. Oder Sie legen Ihre Lieblingsmusik auf – und tanzen einfach los.

➤ Ruhe muss sein!
Zum Üben brauchen Sie Ruhe – Sie sollen sich ganz auf Ihren Körper konzentrieren können.

➤ Richtig atmen!
Richtiges Atmen entspannt Körper und Geist und unterstützt die Dehnung. Atmen Sie also immer tief ein und langsam wieder aus. Stellen Sie sich vor, Ihre Atemluft fließt in den Dehnbereich hinein.

➤ Entspannung pur!
Je besser Sie sich entspannen, desto größere Effekte hat das Stretching-Training. Der Grund: Sind Ihre Muskeln entspannt, empfinden Sie den Dehnschmerz weniger stark, und Ihre Beweglichkeit kann schneller verbessert werden.

Fit mit Spaß

Training für Muskeln, Figur und Körpergefühl

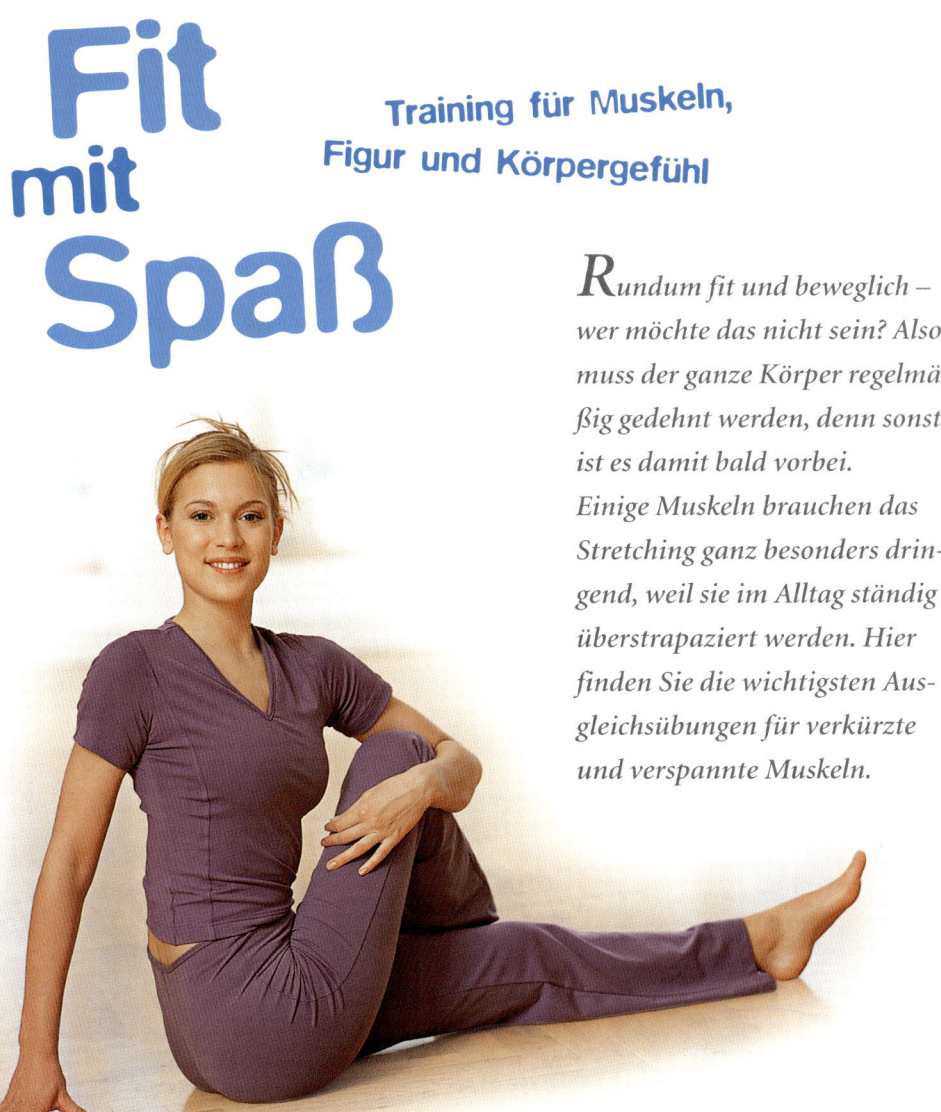

*R*undum fit und beweglich – wer möchte das nicht sein? Also muss der ganze Körper regelmäßig gedehnt werden, denn sonst ist es damit bald vorbei.

Einige Muskeln brauchen das Stretching ganz besonders dringend, weil sie im Alltag ständig überstrapaziert werden. Hier finden Sie die wichtigsten Ausgleichsübungen für verkürzte und verspannte Muskeln.

Aufrecht
und
beweglich

Unsere Haltung, Körperstatik und Beweglichkeit basieren auf einem äußerst komplexen System aus vielen Einzelteilen wie Knochen, Muskeln und Gelenken. Die Funktionen aller Segmente sind sorgfältig aufeinander abgestimmt – als Voraussetzung dafür, dass wir uns stabil aufrecht halten und frei bewegen können.

Was uns »krumm und lahm« macht

Verändert sich nur ein Teil, so gerät das Gesamtsystem durcheinander. So können sich zum Beispiel verkürzte Nackenmuskeln auf die gesamte Körperstatik auswirken. Das Ergebnis ist dann oft die typische Haltung des modernen Menschen: Der Kopf wird vorgestreckt, die Schultern hängen nach vorn, der Rücken ist im Hohlkreuz und der Bauch hängt vor.

tipp:

WIE HÄUFIG STRETCHEN?

Klare Antwort – so oft wie möglich. Am besten, Sie dehnen Ihre Muskeln täglich.

➤ Planen Sie dafür eine feste Zeit in Ihrem Tagesablauf ein. Zum Beispiel nach dem Aufstehen, in der Mittagspause oder bevor Sie ins Bett gehen.
➤ Es reicht, wenn Sie 8 bis 10 Minuten pro Tag investieren.
➤ Suchen Sie sich täglich eine andere Körperzone aus, lassen Sie aber keine ganz aus.

Wenig Lust, täglich zu trainieren? Auch kein Problem:
➤ Teilen Sie sich die folgenden Übungsprogramme einfach anders auf. Zweimal in der Woche 20 bis 30 Minuten Zeit sollten Sie allerdings regelmäßig einplanen. Dafür bekommen Sie ja auch eine ganze Menge: elastische Muskeln, eine aufrechte Haltung und jede Menge Energie.

Diese Haltung sieht nicht nur sehr unvorteilhaft aus, sie schränkt auch die Beweglichkeit stark ein. Ausreichende Beweglichkeit jedoch ist notwendig, damit unsere Gelenke optimal funktionieren. Tun sie das nicht, werden sie ungleichmäßig belastet. Die möglichen Folgen sind vorzeitiger Verschleiß, chronische Reizungen und dauernde Schmerzen. Wer also seine Gelenke nicht frühzeitig verschleißen will, sollte seine Beweglichkeit gezielt trainieren.

Tun Sie etwas für sich!

Die Stretching-Übungen auf den nächsten Seiten setzen genau an den Schwachstellen an und dehnen alle Muskeln, die bei den meisten Erwachsenen verkürzt sind. Damit tun Sie also aktiv etwas für Ihre Gesundheit, für eine aufrechte Haltung und für mehr Beweglichkeit.

Schöne, straffe Beine

Übungen für Ober-schenkel und Waden

● Lange, schlanke und ge-schmeidige Beine – welche Frau wünscht sich das nicht. Die Wirklichkeit sieht leider oft anders aus: Die Beinmus-keln sind bei vielen Frauen verkürzt. Der Grund: zu lan-ges Sitzen, zu wenig Bewe-gung. Die Folgen sind fatal: Sind die Muskeln an der Vor-der- und der Rückseite der Oberschenkel nicht elastisch genug, kann sich das Becken nicht optimal aufrichten – die Haltung wird schlechter. Und das wirkt sich auf Dauer auch negativ auf die Wirbel-säule aus. Rückenschmerzen können die Folge sein.

● Zu pralle Waden? Oft liegt das daran, dass die Waden-muskeln im Alltag durch zu langes Gehen und Stehen überfordert sind. Sie stehen den ganzen Tag unter Span-nung. Und dadurch werden sie nicht nur stramm und fest, sondern immer kürzer. Darunter leidet auch die Achillessehne. Waden-Stret-ching schützt die Achilles-sehne und macht sie flexibler – damit Sie länger und gesün-der laufen können.
Tragen Sie gerne High Heels? Dann sollten Sie die Waden-übung regelmäßig machen – am besten jeden Abend und möglichst auch mal zwischen-durch. Weitere Übungen dazu finden Sie auf Seite 36/37. Schuhe aus – und los geht's!

Für die Vorderseite der Oberschenkel

1. Legen Sie sich ganz be-quem auf den Boden, auf die linke Körperseite. Strecken Sie den linken Arm lang aus, und legen Sie den Kopf ge-mütlich auf dem ausgestreck-ten Arm ab. Das untere Bein wird etwas angewinkelt.
2. Umfassen Sie nun mit der rechten Hand hinter dem Körper das rechte Fußgelenk, und ziehen Sie es vorsichtig in Richtung Po. Dabei bleiben die Oberschenkel geschlos-sen. Jetzt spüren Sie die Deh-nung im vorderen Ober-schenkel.
3. Wollen Sie das Dehngefühl noch etwas verstärken? Dann bewegen Sie die Hüfte vorsichtig etwas weiter nach vorn. Achten Sie darauf, dass Sie kein Hohlkreuz machen.

➤ Wiederholen Sie die Übung auf der anderen Seite.

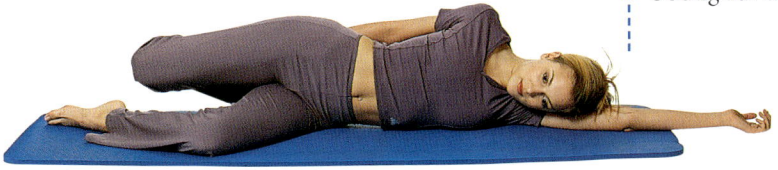

Für die Rückseite der Oberschenkel

1. Legen Sie sich auf den Rücken. Stellen Sie den linken Fuß auf. Heben Sie das rechte Bein lang nach oben, und umfassen Sie mit beiden Händen den rechten Oberschenkel.

2. Ziehen Sie das gestreckte Bein sanft in Richtung Bauch. Dabei wird die Fußspitze zum Körper herangezogen. Das verstärkt die Dehnung.

➤ Vergessen Sie nicht, auch hier die Seite zu wechseln.

Für die Waden

Und weiter geht's im Stand:

1. Stellen Sie das rechte Bein weit zurück, und drücken Sie die Ferse vorsichtig zum Boden. Das vordere Bein ist gebeugt, und die Hände stützen sich auf dem Oberschenkel ab.

2. Neigen Sie den Oberkörper gerade nach vorn. Bei dieser Übung spüren Sie die Dehnung auf der Rückseite des Unterschenkels.

➤ Wechseln Sie dann die Seite.

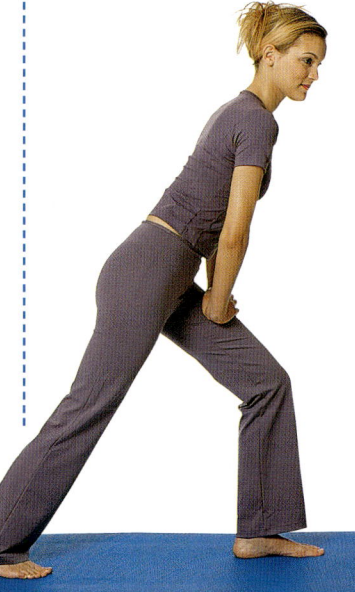

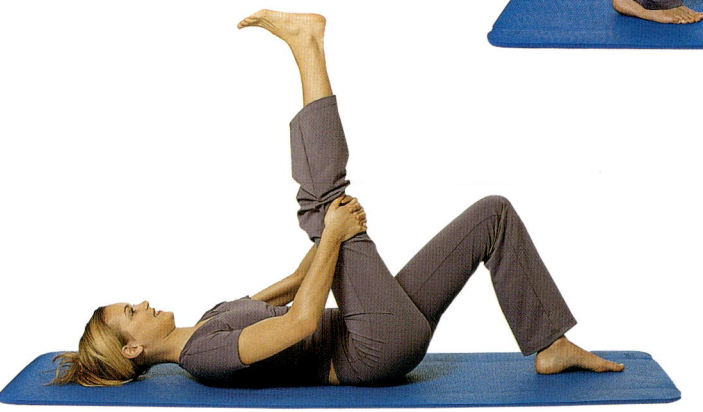

Schwung
in die
Hüfte

Übungen für Beine und Po

● Haben Sie häufiger Schmerzen in der Leistengegend? Vielleicht liegt das daran, dass die Muskeln an der Beininnenseite überlastet sind – die leisten nämlich Stunde um Stunde Schwerstarbeit, weil sie das Becken stabilisieren müssen. Unsere Stretching-Übungen dehnen diese – Schenkelanzieher oder Adduktoren genannten – Muskeln. Dadurch werden sie entlastet, und das Becken wird beweglicher.

● Eigentlich neigt der Po nicht zu Muskelverkürzungen. Trotzdem tut es einfach gut, die Muskeln an Po und Hüftaußenseite zu stretchen. Nach dem Fitness-Training sollten Sie Po und Beckenaußenseite immer gut dehnen – vor allem, wenn Sie sie im Training stark belastet haben wie beim Inline-Skaten, bei der Step-Aerobic oder bei einem Bauch-Beine-Po-Workout.

Für die Beininnenseite

1. Setzen Sie sich auf den Boden, und grätschen Sie die gestreckten Beine. Drücken Sie Ihre Knie durch, und ziehen Sie die Zehen zum Körper heran.
2. Beugen Sie sich nun mit geradem Rücken langsam nach vorn. Setzen Sie dabei die Hände vor dem Körper auf den Boden.
3. Je weiter Sie mit dem Oberkörper nach vorn kommen, umso stärker wird die Dehnung auf der Beininnenseite. Neigen Sie sich so weit nach vorn, dass Sie die Dehnung noch als angenehm empfinden. Schieben Sie das Brustbein nach vorn, und achten Sie darauf, dass die Schultern hinten und unten bleiben.

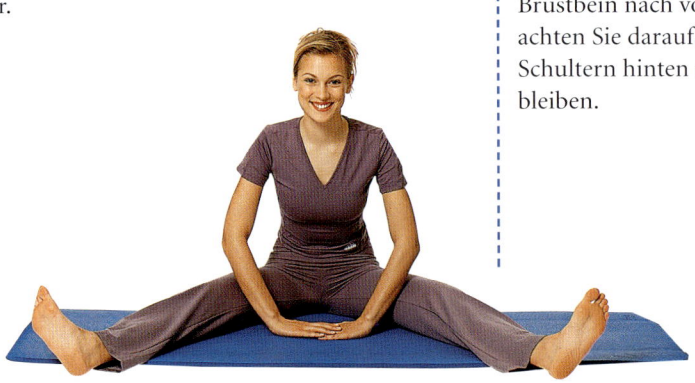

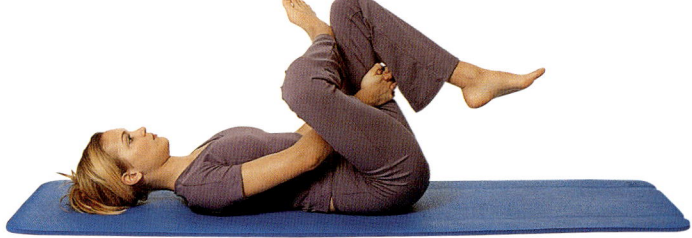

Für die Hüftaußenseite

1. Bleiben Sie auf dem Boden sitzen, das linke Bein lang ausgestreckt. Heben Sie den rechten Fuß über das linke Bein, und stellen Sie es auf den Boden.

2. Ziehen Sie nun mit der linken Hand das rechte Knie an den Bauch heran. Die rechte Hand wird hinter dem Rücken auf dem Boden aufgesetzt.

3. Drehen Sie den Oberkörper vorsichtig nach rechts, und blicken Sie hinter die rechte Schulter auf den Boden.

Diese Übung dehnt die Muskeln an der Außenseite des Beckens und macht die Wirbelsäule beweglich.

➤ Wechseln Sie anschließend die Seite.

Für den Po

1. Legen Sie sich bequem auf den Rücken, und heben Sie beide Knie zum Bauch. Legen Sie den rechten Fuß über den linken Oberschenkel.

2. Umfassen Sie den linken Oberschenkel mit beiden Händen, und ziehen Sie ihn noch etwas mehr an den Bauch heran.
Sie spüren die Dehnung auf der rechten Poseite.

➤ Und dann wechseln Sie die Seite.

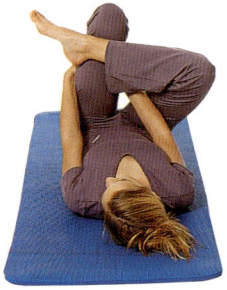

Hier die Übung für den Po nochmal aus anderer Perspektive. Alles klar?

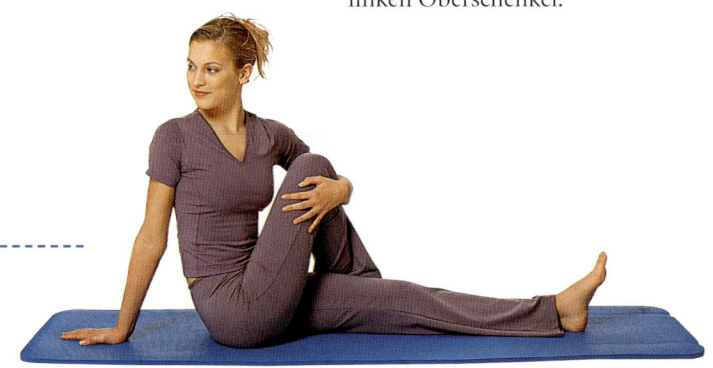

Ein starkes Rückgrat

Übungen für den Rücken

Verspannungen und Rücken-schmerzen – mehr als die Hälfte aller Frauen hat Pro-bleme damit. Vor allem durch stundenlanges Sitzen und Stehen wird die Wirbelsäule falsch belastet. Die Muskeln erschlaffen und verkürzen. Verspannte Muskeln sind schlecht durchblutet – die Schmerzen strahlen oft bis ins umliegende Gewebe aus. Wenn der Rücken schmerzt, leiden auch unser Optimis-mus und unsere Lebens-freude darunter, kurz: unsere ganze Ausstrahlung.

Hilfe bei Schmerzen

Wenn Sie sich kaum noch ohne Schmerzen bücken oder drehen können, ist es höchste Zeit für gezielte Dehnübun-gen – am besten täglich!
● Die Übungen für den un-teren Rücken lösen Verspan-nungen und sorgen für mehr Beweglichkeit. Wenn Sie regelmäßig trainieren, fühlen Sie sich schnell wieder rich-tig fit.
● Die Muskeln des oberen Rückens brauchen normaler-weise keine zusätzliche Deh-nung. Das hängt damit zu-sammen, dass wir im Alltag sowieso viel zu lange mit rundem Rücken sitzen – da-durch werden die oberen Rückenmuskeln ständig überdehnt.
Nur wenn Sie die oberen Rü-ckenmuskeln intensiv kräfti-gen, zum Beispiel beim Gerä-tetraining im Fitness-Studio oder durch Übungen mit elastischen Bändern, sollten Sie sie im Anschluss daran auch wieder stretchen.

Für den ganzen Rücken

1. Legen Sie sich bequem auf den Rücken, und ziehen Sie beide Knie zum Bauch.
2. Umfassen Sie die Knie mit beiden Händen, und ziehen Sie sie noch etwas mehr zum Bauch heran.
Achtung: Ziehen Sie das Kinn leicht zur Brust, sonst scha-den Sie Ihrem Nacken.
3. Wollen Sie die Dehnung verstärken? Dann heben Sie den Kopf, und führen Sie ihn hoch zu den Knien.
Diese Übung können Sie so lange halten, wie es Ihnen angenehm ist.

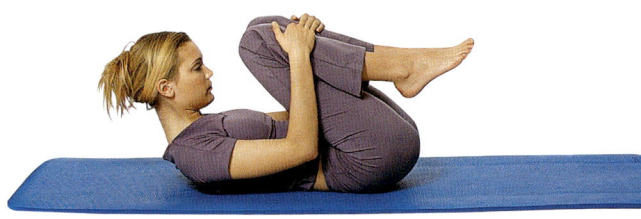

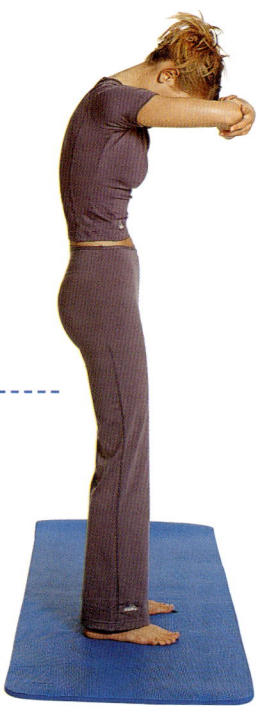

tipp:

SITZEN SIE DYNAMISCH!

Gesundes Sitzen bedeutet dynamisches Sitzen – so paradox das klingen mag:

➤ Verändern Sie Ihre Sitzposition so oft wie möglich. Setzen Sie sich ganz vorn auf den Stuhl und dann nach hinten. Sitzen Sie eine Weile aufrecht, und lehnen Sie sich danach an. Ganz wichtig: Stehen Sie zwischendurch immer wieder auf.

Für den unteren Rücken

1. Setzen Sie sich bequem hin, und stellen Sie Ihre Füße auf.
2. Greifen Sie mit beiden Händen jeweils von außen in die Kniekehlen, und ziehen Sie gleichzeitig Ihre Knie noch etwas näher an den Körper heran.
3. Neigen Sie Ihren Kopf nach vorn in Richtung Knie. Dabei wird der Rücken gerundet und die Rückenmuskeln gedehnt.

Für den oberen Rücken

Weiter geht's im Stand:

1. Stellen Sie sich aufrecht hin. Kreuzen Sie Ihre Arme vor der Brust, und greifen Sie an die Oberarme.
2. Nehmen Sie den Kopf zwischen die Arme, und ziehen Sie Arme und Schultern sanft nach vorn.

So dehnen Sie den oberen Rücken, die Muskeln zwischen den Schulterblättern und die Schultern. Atmen Sie ruhig weiter – nicht die Luft anhalten.

Aufrecht
durchs Leben gehen

Übungen für Brust und Bauch

Eine gute Figur hängt nicht nur vom Gewicht ab! Genauso wichtig sind eine aufrechte und trotzdem entspannte Haltung, ein fester Gang und straffe, gleichzeitig bewegliche Muskeln.

● Dehnfähige, elastische Brustmuskeln sorgen gemeinsam mit starken Rückenmuskeln für eine aufrechte Haltung. Sind die Brustmuskeln verkürzt, leidet sogar die Atmung darunter. Der Grund: Die kleinen Muskeln zwischen den Rippen sind als so genannte Atemhilfsmuskeln mit zuständig für eine gute und tiefe Atmung. Sind sie verspannt, verkleinert sich automatisch das Atemvolumen, und unser Körper wird nicht mehr optimal mit Sauerstoff versorgt. Stretching-Übungen für die Brust fördern eine gute, auf-

rechte Haltung. Machen Sie sich regelmäßig richtig lang – dann gehen Sie gleich ganz anders durchs Leben: aufrecht und selbstbewusst!

● Die Bauchmuskeln können nicht isoliert gedehnt

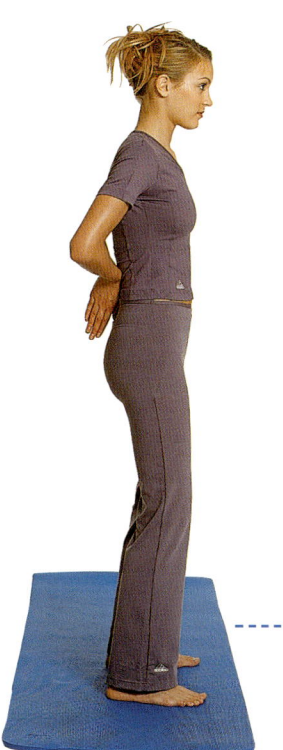

werden. Alle Übungen, die die Brust stretchen und die Aufrichtung der Wirbelsäule trainieren, strecken gleichzeitig auch den Bauch.

Für die Brust

Wir beginnen im aufrechten Stand:

1. Stellen Sie sich mit hüftbreit geöffneten Beinen hin, die Knie sind leicht gebeugt. Spannen Sie Po und Bauch fest an.

2. Legen Sie hinter dem Rücken die Handflächen so aufeinander, dass die Fingerspitzen nach unten zeigen und die Ellbogen nach außen.

3. Bewegen Sie nun die Schultern etwas nach hinten.

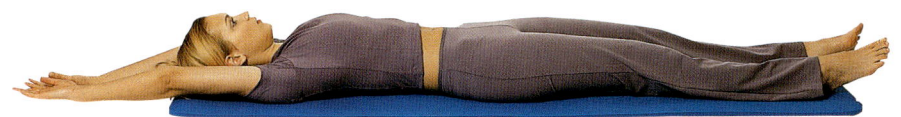

Für die Brust- und Schultermuskeln

1. Gehen Sie nun runter in den Kniestand.

2. Neigen Sie den Oberkörper nach vorn, und legen Sie die Stirn auf den Boden. Strecken Sie die Arme lang nach vorn aus. Stellen Sie die Handkanten auf dem Boden auf, Daumen nach oben.

3. Ziehen Sie nun vorsichtig die rechte Schulter etwas tiefer Richtung Boden – und zählen Sie bis 10.

4. Lösen Sie die Spannung – und ziehen Sie nun die linke Schulter nach unten. Noch einmal bis 10 zählen – und wieder lösen.

Für den Bauch

1. Legen Sie sich auf den Rücken, und machen Sie sich ganz lang:

2. Strecken Sie die Arme über den Kopf, und schieben Sie die Füße weit nach unten. Strecken und dehnen Sie sich so richtig genüsslich. Achten Sie dabei auf Ihre Atmung – atmen Sie ruhig und fließend weiter.

tipp:

FÜR EINEN BIKINIBAUCH

Kleine Zusatzübung für eine feste, schlanke Körpermitte:

➤ Legen Sie sich auf den Rücken. Stellen Sie die Fersen hüftbreit auf. Legen Sie beide Hände übereinander an den Hinterkopf. Drücken Sie Ihre Ellbogen so weit nach außen, dass Sie sie nicht mehr sehen können.

Jetzt ziehen Sie den Bauch ein, drücken den unteren Rücken fest gegen den Boden und heben ausatmend den Oberkörper mit Blick zur Decke an. Das Gewicht Ihres Kopfes liegt auf den Händen – damit verhindern Sie Nackenverspannungen. Gehen Sie einatmend langsam wieder hinunter, ohne mit den Schultern den Boden zu berühren.

Machen Sie 3-mal 15 Wiederholungen, dazwischen jeweils eine kurze Pause.

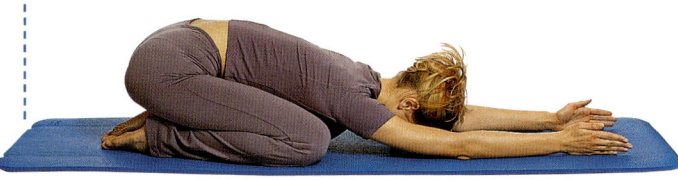

Herrlich locker und entspannt

Übungen für Schultern und Nacken

Haben Sie auch manchmal das Gefühl, auf Ihren Schultern lagerten viele Kilo Blei? Sie fühlen sich müde, abgeschlafft, verspannt und unbeweglich?

● Unsere Schultern sind äußerst sensibel – die Muskeln rund um das Gelenk reagieren sofort auf falsche Bewegungen, schlechte Haltung und zu viel Stress. Oft ziehen wir die Schultern bei Arbeiten mit nach vorn gehaltenen Armen unwillkürlich hoch. Dadurch verkrampfen die Muskeln und werden fest, die Durchblutung wird blockiert. Achten Sie im Alltag – ob beim Telefonieren oder wenn Sie nach der Kaffeetasse greifen – darauf, dass Sie die Schultern locker lassen und nicht nach oben ziehen. Unsere Übungen bewirken, dass der Bewegungsradius

der Schultergelenke wieder größer wird. Aber sie können noch mehr: Sie machen uns herrlich locker und superentspannt – und das garantiert ohne jede Nebenwirkung. Probieren Sie's aus – am besten sofort!

● Haben Sie vor allem Nackenprobleme? Weitere Übungen für einen entspannten Nacken finden Sie auf Seite 32.

tipp:

IMMER IM LOT!

Eine gute Haltung ist aufrecht und gerade, aber trotzdem locker und entspannt.

➤ Trainieren Sie Ihr Haltungsgefühl: Stellen Sie sich einen Faden vor, der in der Mitte Ihres Kopfes in Ihren Körper hineinführt und ihn am Steißbein wieder verlässt. Richten Sie Ihre Wirbelsäule an diesem imaginären Faden entlang auf. Ziehen Sie das Kinn leicht an, lassen Sie die Schultern sinken, und richten Sie das Becken auf.

Für entspannte Schultern

1. Stellen Sie sich aufrecht hin, und spannen Sie Po und Bauch fest an.
2. Bringen Sie den rechten Arm vor dem Körper zur linken Seite. Ziehen Sie zusätzlich mit der linken Hand den

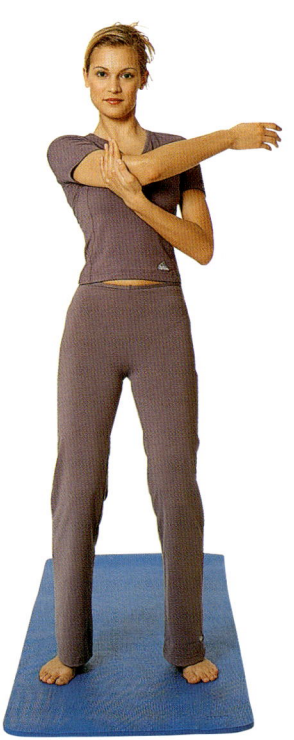

rechten Oberarm sanft an den Körper heran. Dabei wird die rechte Schulter gedehnt.

➤ Wiederholen Sie die Übung auf der linken Seite.

Für Schultern und Nacken

1. Bleiben Sie auch für diese Übung aufrecht stehen, Po und Bauch fest angespannt.

2. Umfassen Sie hinter dem Körper mit der linken Hand das rechte Handgelenk, und ziehen Sie es vorsichtig schräg nach unten.

3. Jetzt neigen Sie außerdem den Kopf gegengleich seitlich zur linken Schulter.

Sie spüren die Dehnung auf der gesamten rechten Seite des Oberkörpers.

➤ Gehen Sie vorsichtig aus der Übungsposition heraus, und wechseln Sie die Seite.

Für den Nacken

1. Bleiben Sie aufrecht stehen oder setzen Sie sich ganz gerade vorn auf einen Stuhl.

2. Schieben Sie das Brustbein nach vorn, und ziehen Sie das Kinn zur Brust heran. Lassen Sie Ihre Schultern ganz entspannt unten.

3. Bewegen Sie Ihr Kinn vorsichtig zur rechten Schulter. Dabei dreht sich der Kopf nach rechts, bis Sie hinter die Schulter auf den Boden schauen können.

➤ Führen Sie den Kopf zur Mitte zurück, und schauen Sie dann über die linke Schulter.

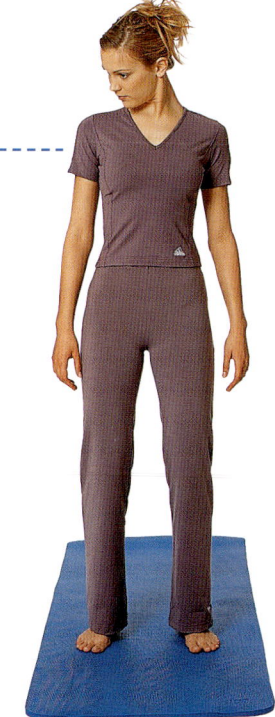

Immer schön **flexibel** bleiben

Übungen für Arme und Hände

Die wichtigsten Muskeln an den Oberarmen sind der Bizeps (an der Oberarmvorderseite) und der Trizeps (an der Oberarmrückseite).

● Der Bizeps wird praktisch bei jeder Handbewegung eingesetzt – beim Öffnen des Marmeladenglases genauso wie beim Heben der Mineralwasserkiste. Und weil der Muskel so stark gefordert wird, neigt er zu Verkürzungen und sollte regelmäßig gedehnt werden. Sonst gerät die Muskelbalance am Oberarm durcheinander, und es kann zu Problemen am Ellbogen kommen.

● Der Trizeps ist bei den meisten Frauen eher schwach – das hängt damit zusammen, dass er im Alltag selten zum Einsatz kommt. Er braucht nur dann eine spezielle Dehnung, wenn er

vorher beim Fitness-Training besonders gekräftigt wurde.

● Wenn Sie in Beruf oder Freizeit die Hand- oder Fingergelenke über längere Zeit beugen – zum Beispiel beim Schreiben am Computer, beim Festhalten eines Tennis- oder Squashschlägers oder beim Spielen eines Musikinstrumentes –, sollten Sie zum Ausgleich Stretching-Übungen für die Unterarme und die Finger machen.

Für den Bizeps

1. Stellen Sie sich aufrecht hin, und spannen Sie Po und Bauch wieder fest an.
2. Führen Sie beide Hände hinter den Körper, und umfassen Sie mit der linken Hand das rechte Handgelenk.
3. Ziehen Sie nun beide Arme gestreckt nach oben.

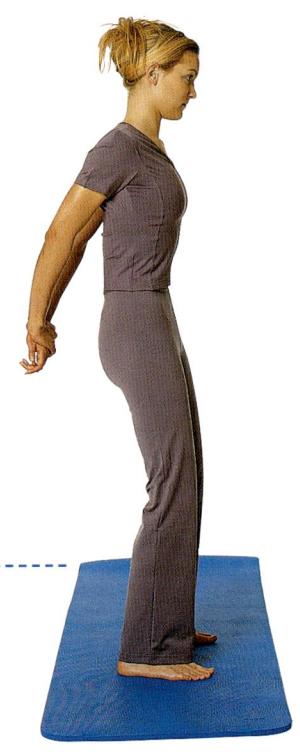

Für den Trizeps

1. Nehmen Sie im Stehen den angewinkelten rechten Arm so hinter den Kopf, dass der Ellbogen nach oben und die Fingerspitzen nach unten zeigen.
2. Drücken Sie mit Ihrer linken Hand den Ellbogen leicht

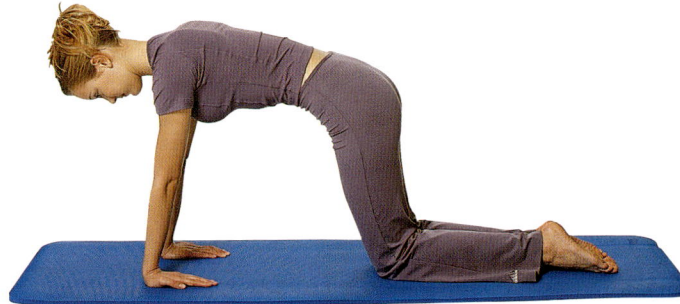

nach unten. Spüren Sie die Dehnung in der Oberarm-rückseite? Dann machen Sie die Übung richtig.

➤ Anschließend dehnen Sie auf die gleiche Weise den linken Oberarm.

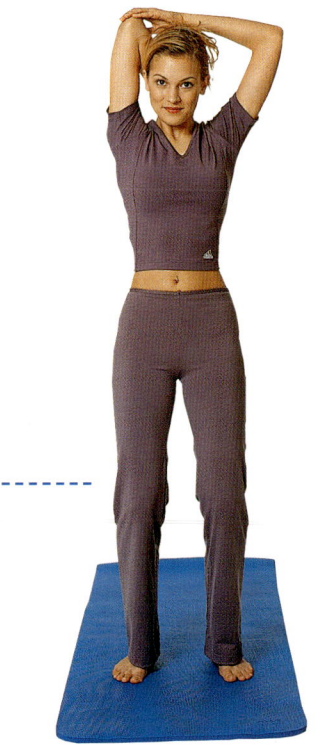

Für Unterarme und Finger

1. Gehen Sie in den Vierfüß-lerstand. Setzen Sie aber – anders als sonst – Ihre Hände so auf dem Boden auf, dass die Fingerspitzen gerade zum Körper hin zeigen.
2. Bei dieser Übung ist es wichtig, dass Ihr Körperge-wicht nicht auf den Händen lastet, sondern ausschließlich auf den Knien. Verlagern Sie deshalb das Gewicht leicht nach hinten. Die Hände werden nur ganz locker auf dem Boden aufgesetzt.
Sie machen die Übung rich-tig, wenn Sie ein leichtes Zie-hen an den Unterarmen, Händen und Fingern spüren.

Machen Sie diese Übung ganz vorsichtig, und gehen Sie nicht bis an Ihre Dehngrenze.

tipp:

CHINESISCHE FINGERÜBUNGEN
... wirken beruhigend und sorgen für eine bessere Durchblutung:

➤ Legen Sie beide Handflächen aneinander, die Finger leicht gespreizt. Nun verschränken Sie die beiden kleinen Finger, lösen sie und verschränken sie wieder umgekehrt. 32-mal. Dann der Reihe nach die anderen Finger, vom Ringfinger bis zum Daumen. Wichtig: die restlichen Finger absolut still halten.

Stretching im Alltag

Wellness pur!

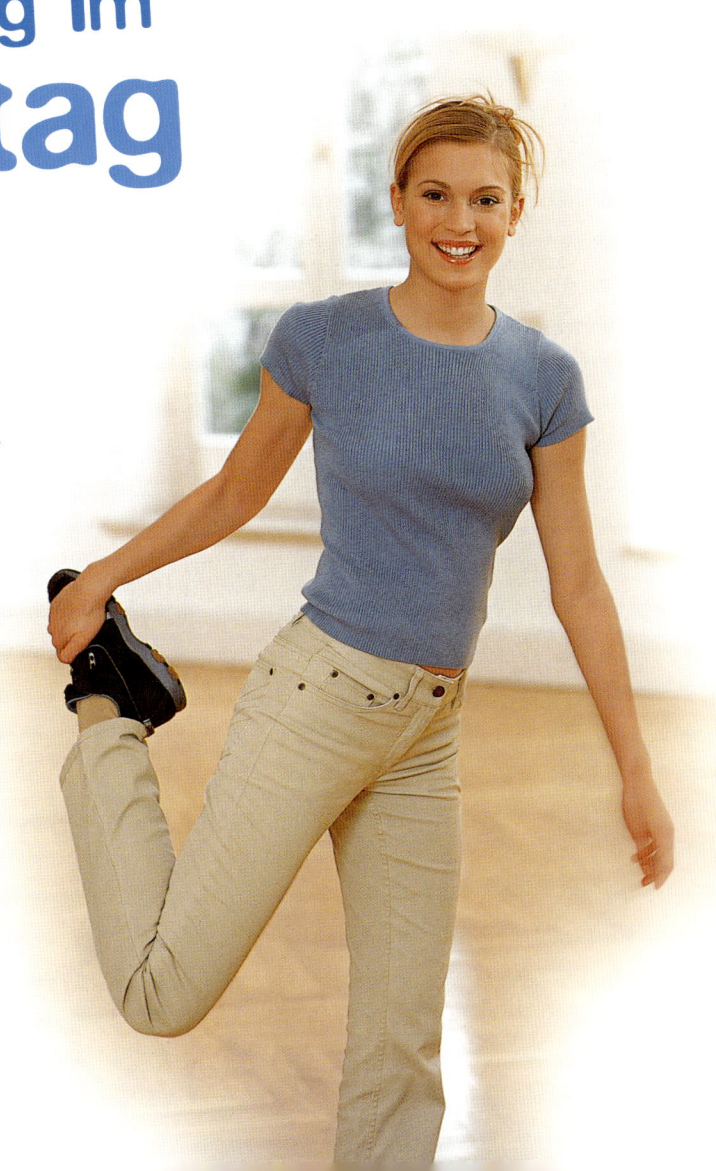

Stretching tut einfach gut. Nach einem Acht-Stunden-Tag im Büro verwöhnen Sie damit Ihren Rücken und entspannen den Nacken. Kommen Sie morgens nicht aus dem Bett, ist Stretching ein toller Energie-Push, und nach einem anstrengenden Stadtbummel auf High Heels massiert es die strapazierten Fuß- und Wadenmuskeln. Hier finden Sie für jede Alltagssituation die passenden Stretching-Übungen!

Dehnen als Ausgleichs-sport

Stretching ist Ausgleichssport, Entspannungstechnik und Energiequelle gleichzeitig. Es beeinflusst Körpergefühl und Wohlbefinden. Einige Übungen machen frisch und munter, andere entspannen und wirken stressausgleichend.

Einfach ausprobieren!

Die folgenden Stretching-Programme sind für konkrete Alltagssituationen konzipiert.
➤ Am besten, Sie probieren alle Programme einmal in Ruhe durch. Wahrscheinlich werden Sie merken, dass Ihnen einige Übungen ganz besonders gut tun. Nehmen Sie diese in Ihr regelmäßiges Stretching-Training auf, und wiederholen Sie sie immer wieder. Auch einfach mal zwischendurch – während der Kaffeepause oder vor dem Fernseher. Sie werden spüren, wie Sie lockerer werden!

So funktioniert's

➤ Auch bei den Stretching-Programmen im Alltag sollten Sie jede Übung 15 bis 30 Sekunden lang halten. Doch auch hier hängt die Dauer letztlich davon ab, wie gut Ihnen die Übung tut und wie wohl Sie sich dabei fühlen.
➤ Wiederholen Sie jede Übung 2-, höchstens 3-mal.
➤ Und vergessen Sie nicht, die Übung auf beiden Körperseiten zu machen.
➤ Dehnen Sie sich statisch oder bewegt-statisch (Seite 8).

Trainieren Sie Ihre Muskeln

Stretching ist wichtig – gleichzeitig wollen Ihre Muskeln aber auch gekräftigt und gestärkt werden. Vor allem, wenn Sie über 30 sind. Dann baut der Körper nämlich automatisch kontinuierlich Muskeln ab und lagert stattdessen Fett ein: pro Lebensjahrzehnt drei Kilo. Sie können den Prozess stoppen – regelmäßige Stärkung erhält die Muskeln und verhindert die Einlagerung von Fett.

info:

VIER GUTE GRÜNDE FÜR STARKE MUSKELN

1. Muskeln machen schön. Sie verändern die Körperform: Die Konturen werden schlanker und straffer. Und die Haltung verbessert sich.

2. Muskeln machen schlank. Je mehr Muskulatur Sie haben, desto mehr »Brennöfen« stehen Ihrem Körper zur Verfügung. Stärkere Muskeln brauchen mehr Energie als schlaffe Durchhänger und verbrennen entsprechend mehr Fett. Und das rund um die Uhr.

3. Muskeln machen gesund. Starke Muskeln ermöglichen eine gute Haltung und schützen die Gelenke vor vorzeitigem Verschleiß.

4. Muskeln machen munter. Muskeltraining regt die Bildung von Power-Hormonen an: Wird ein Muskel angespannt, produziert er Testosteron und Wachstumshormone. Und die machen aktiv, dynamisch und geben Ihnen jede Menge neuer Energie.

Rücken-power

Für eine flexible Wirbelsäule

Beweglich sein – das bedeutet auch, aktiv und vital zu sein. Unsere Wirbelsäule ist der Gradmesser unserer Beweglichkeit. Sind die Muskeln rund um die Wirbelsäule verspannt, können wir kaum etwas schmerzfrei tun. Wenn wir uns bücken oder etwas aufheben wollen, tut sofort der Rücken weh. Und bei jeder kleinen Drehbewegung des Oberkörpers zieht es so unangenehm.

● Dabei ist die Wirbelsäule eigentlich ein Wunderwerk der Natur. Sie kann sich nicht nur beugen und strecken, sie lässt sich auch richtig weit zur rechten und zur linken Seite neigen. Und auf Höhe der Brust- und der Halswirbelsäule können wir sie sogar drehen. Doch ohne regelmäßiges Training verringert sich diese tolle Mobilität automatisch. Der Bewegungsradius wird immer kleiner, und irgendwann kommen dann auch die Schmerzen hinzu.

Unser Power-Programm erhält die natürliche Beweglichkeit der Wirbelsäule. Der Rücken wird zur Seite geneigt und rotiert – Übungen mit Verspannungs-Killer-Effekt. Sie spüren, wie Sie täglich beweglicher und lockerer werden. Und das setzt ganz neue Energien frei – Sie fühlen sich frischer, offener, einfach fitter und vitaler.

Vorher aufwärmen!

➤ Bevor Sie loslegen, sollten Sie sich gut aufwärmen. Dazu können Sie einfach Ihre Lieblingsmusik auflegen – und lostanzen! Fünf bis zehn Minuten reichen schon aus.
➤ Oder Sie gehen auf der Stelle und ziehen dabei die Knie hoch. Dann schütteln Sie die Beine nach vorn und zur Seite aus. Und lassen Sie die Schultern kreisen.

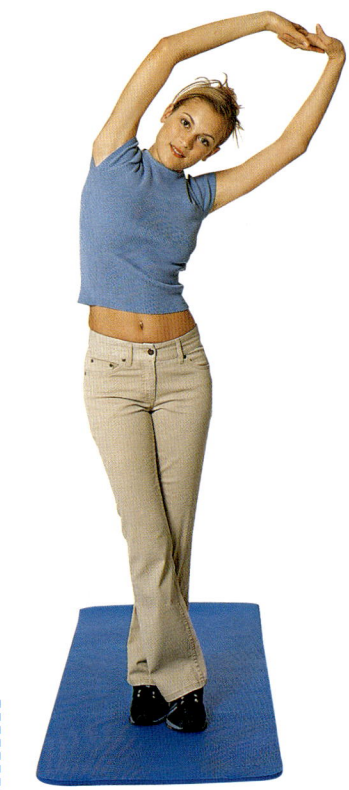

Seitneige

1. Stellen Sie im Stehen die Füße über Kreuz, den rechten Fuß vor den linken.
2. Heben Sie beide Arme über den Kopf, und verschränken Sie die Hände, Handflächen nach oben.
3. Neigen Sie den Oberkörper vorsichtig nach links. Halten Sie nicht die Luft an!

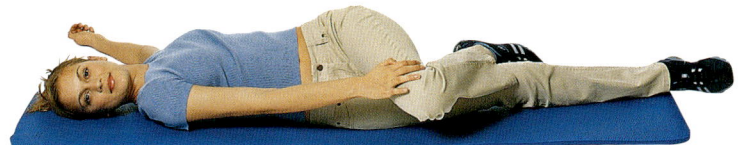

➤ Wechseln Sie dann die Seite: Zurück in der Ausgangsposition, stellen Sie den linken Fuß vor den rechten, heben beide Arme wieder über den Kopf und neigen den Oberkörper nach rechts.

Drehsitz

1. Setzen Sie sich mit geradem Rücken auf den Boden, die Fußinnenflächen gegeneinander gedrückt. Schieben Sie das Brustbein nach vorn und die Schultern nach unten und hinten.

2. Drehen Sie den Oberkörper nach rechts, und greifen Sie mit der linken Hand ans

rechte Knie. Die rechte Hand stützen Sie hinter dem Rücken auf dem Boden ab.

➤ Drehen Sie sich zur Mitte zurück, und machen Sie die Übung zur anderen Seite.

Rotation

1. Legen Sie sich bequem auf den Boden. Strecken Sie den linken Arm schräg nach oben aus, und legen Sie ihn auf den Boden.

Sie die rechte Hand auf das Knie, und ziehen Sie es vorsichtig zur rechten Seite herüber. Dabei hebt sich die linke Poseite vom Boden ab. Der linke Arm und die linke Schulter bleiben am Boden liegen.

Sie spüren die Dehnung auf der linken Seite des Rumpfes. Atmen Sie während der Dehnung ruhig weiter – am besten in die linke Seite hinein.

Viederholen Sie die
ıng anschließend mit der
ıten Seite.

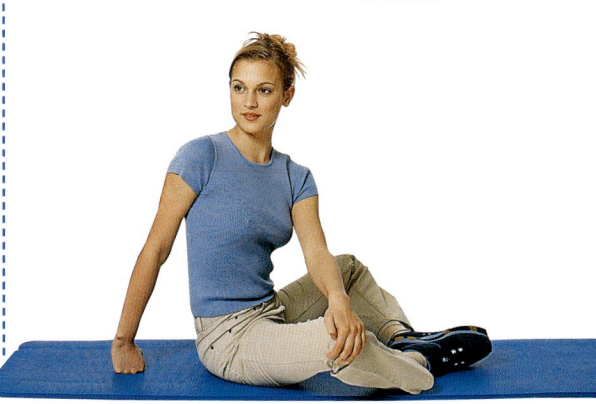

Energie-Push

Vitalität und neuer Schwung

Müde, ausgelaugt, mies drauf? Diese Übungen vertreiben Ihre Müdigkeit, machen Sie garantiert munter und geben Ihnen neue Kraft.

So wird's gemacht

➤ Jede Dehnübung wird etwa 15 Sekunden lang gehalten und 1- bis 2-mal wiederholt.

tipp:

KOMMEN SIE IN SCHWUNG!

Wollen Sie sich schnell mal zwischendurch mit frischer, positiver Energie aufladen? Kein Problem:
➤ Stehen Sie auf und hüpfen Sie! Schwingen Sie die Arme in die Luft, lassen Sie Ihre Hüfte kreisen, stampfen Sie mit den Füßen auf den Boden herum.
Was spüren Sie? Die Muskeln sind warm und gut durchblutet. Der Kopf ist klar, Sie fühlen sich frisch und beschwingt. Kein Wunder: Gerade haben Sie die Energiequelle angezapft, die Ihnen immer zur Verfügung steht – Ihren Körper. Bewegung ist ein Grundbedürfnis! Den Körper fordern, sich austoben, mit neuen Bewegungen experimentieren – das macht Spaß und setzt Energien frei.

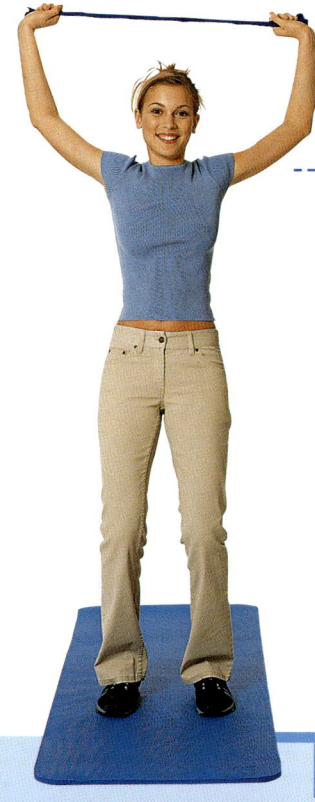

Brust-Stretch

Diese Übung richtet den Oberkörper auf und aktiviert die Haltemuskeln. Die Atemhilfsmuskeln werden gedehnt, sodass Sie wieder frei durchatmen können. Dadurch wird der gesamte Körper mit frischem Sauerstoff versorgt.

Sie brauchen für die Übung ein Handtuch oder ein Halstuch.

1. Stellen Sie sich aufrecht hin, Po und Bauch fest angespannt.
2. Halten Sie das Handtuch an den Enden fest, und strecken Sie beide Arme über den Kopf nach oben. Dabei sind die Ellbogen leicht gebeugt.
3. Versuchen Sie nun, die Arme vorsichtig hinter den Körper zu ziehen, bis Sie die Dehnung in der Brust spüren.

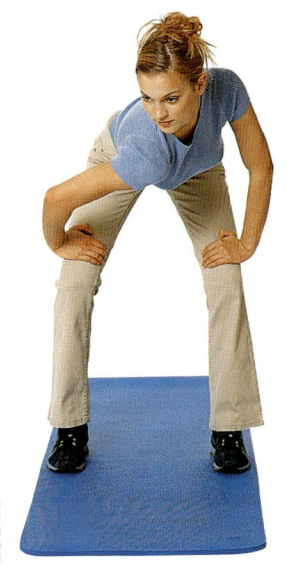

Gehen Sie dann wieder zurück in die Ausgangsposition.

➤ Und jetzt bewegen Sie die linke Schulter Richtung rechte Ferse. Wieder halten – und bis sechs zählen. Und dann machen Sie den Rücken wieder gerade.

Rücken-Drehung im Liegen

So wird der Rücken beweglich, die Muskeln rund um die Wirbelsäule werden gedehnt und Verspannungen gelöst.

1. Legen Sie sich bequem auf den Rücken, stellen Sie beide Füße auf, und ziehen Sie sie etwas näher an den Körper heran. Die Knie sind geschlossen.

2. Drücken Sie Ihren unteren Rücken zum Boden. Das geht am besten, wenn Sie Ihre Bauchmuskeln fest anspannen.

3. Bewegen Sie nun beide Knie zusammen zur linken Seite, bis sie den Boden berühren. Dabei hebt die rechte Pohälfte vom Boden ab.

4. Bringen Sie dann beide Arme zur rechten Seite hinüber. Auch der Kopf dreht sich nach rechts.

➤ Machen Sie die Übung ebenso gegengleich.

Schulter-Stretch

1. Stützen Sie sich im Stehen mit beiden Händen auf Ihren Oberschenkeln ab. Die Knie sind gebeugt, der Rücken ist gerade.

2. Bewegen Sie nun die rechte Schulter schräg nach unten in Richtung linke Ferse. Halten – und bis sechs zählen.

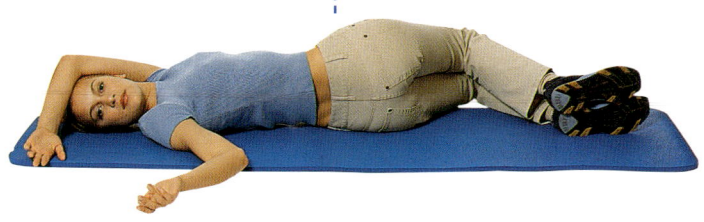

Guten Morgen!

Wake-up im Bett

Kommen Sie morgens schwer aus dem Bett? Kein Wunder, denn während der Nacht schaltet der Kreislauf auf »Sparflamme«. Blutdruck und Puls sinken ab. Der Körper tut nur noch das Allernötigste, um zu funktionieren. Klar, dass es dann nicht immer leicht fällt, sich morgens voller Elan aus dem Bett zu schwingen. Schließlich muss der Körper sich erst wieder auf Aktivität einstellen und den Kreislauf »hochfahren«.

Eine Wohltat für den Körper

● Mit unserem Wake-up-Programm stimmen Sie Kopf und Körper positiv auf den Tag ein. Das Besondere: Sie brauchen nicht einmal aufzustehen. Alle Übungen können im Bett gemacht werden. Dabei werden Ihre Muskeln auf sanfte Art und Weise auf die richtige »Betriebstemperatur« gebracht. Die Durchblutung wird gefördert, der Kreislauf kommt in Schwung. Sie fühlen sich frisch, vital, richtig wach eben. Und das Aufstehen? Das klappt danach von ganz allein.

So wird's gemacht

➤ Legen Sie sich ganz bequem auf den Rücken, am besten mit einem flachen Kopfkissen unter Kopf und Nacken.
➤ Machen Sie die Übungen jeweils 15 Sekunden lang.
➤ Wechseln Sie dann die Seite.
➤ Wiederholen Sie jede Übung 2- bis 3-mal.

Strecken und Bewegen

Diese Übung dehnt die Rückenmuskeln. Durch kleine Bewegungen in Hand- und Fußgelenk wird die Durchblutung gefördert und der Körper mit einer Extra-Portion Sauerstoff versorgt.

1. Strecken Sie das rechte Bein und den rechten Arm lang aus. Ziehen Sie die Fußspitze zum Körper heran.
2. Heben Sie das linke Knie zum Bauch. Legen Sie die linke Hand aufs Knie, und ziehen Sie den Oberschenkel sanft an den Bauch.
3. Ballen Sie die rechte Hand zur Faust: kräftig zusammendrücken – und wieder öffnen, immer im Wechsel.
4. Kreisen Sie gleichzeitig den linken Fuß im Gelenk.

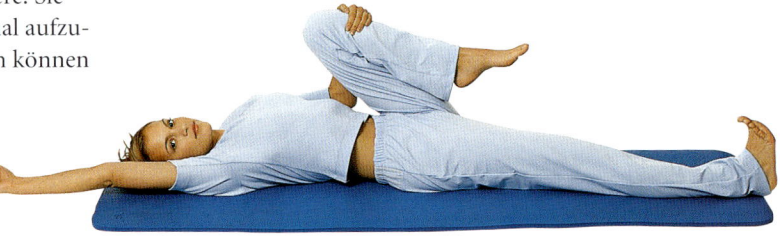

Rücken-Rotation

Diese Übung macht die Wirbelsäule beweglich, dehnt die Schultermuskeln und lässt Sie frisch und hellwach werden.

1. Stellen Sie beide Füße auf.
2. Strecken Sie die Arme über Kreuz nach oben in Richtung Decke. Drücken Sie dabei die Handflächen gegeneinander.
3. Lassen Sie nun die Knie vorsichtig zur rechten Seite sinken.
4. Atmen Sie tief ein und aus, und versuchen Sie, die Atemluft in die linke Bauchhälfte fließen zu lassen.

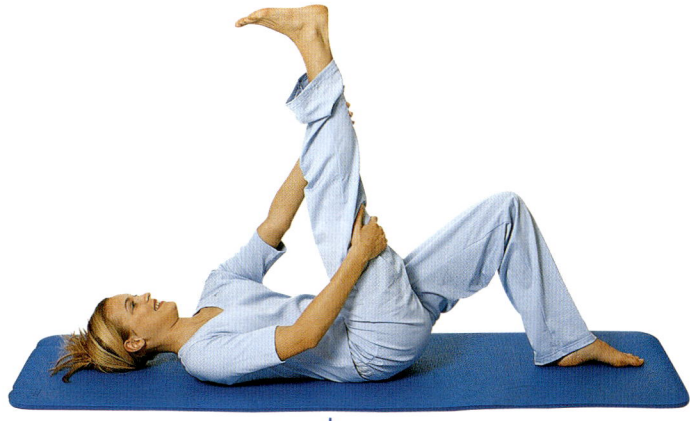

Bein-Stretching

Im Schlaf winkeln wir unsere Beine unwillkürlich an. Deshalb tut es besonders gut, anschließend die Beine ausgiebig zu strecken. So sind die Muskeln schnell wieder fit und mit Sauerstoff versorgt.

1. Winkeln Sie das linke Bein an, und stellen Sie es fest auf. Ziehen Sie das rechte Bein angewinkelt zur Brust.
2. Legen Sie eine Hand in die Kniekehle, die andere auf die Wade des rechten Beines.
3. Strecken Sie es vorsichtig durch – so weit es geht. Kopf und Schultern bleiben auf der Matratze.
4. Ziehen Sie die Fußspitze an den Körper heran, und strecken Sie sie nach oben zur Decke – immer im Wechsel.

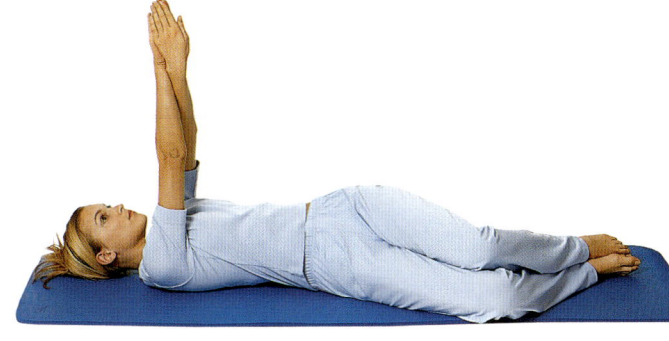

Wenn es im
Nacken
sitzt ...

Wohltat für verspannte Nacken

Der Nacken ist der schwächste und damit auch der anfälligste Teil der Wirbelsäule.

● Die kleinen Nackenmuskeln verspannen sich oft, wenn wir den Kopf über längere Zeit ungünstig halten, zum Beispiel bei der Arbeit am Computer. Der Nacken wird steif und das Gewebe nur noch schlecht durchblutet. Es kommt zu Schmerzen, die oft bis in den Kopf ausstrahlen.

Dieses Stretching-Programm hilft, die Verspannungen zu lösen und das Blut in Fluss zu bringen. Mit der Zeit können Sie den Kopf wieder ohne Beschwerden drehen und wenden.

tipp:

KOPFSCHMERZEN?

Kriechen Ihre Nackenverspannungen langsam aufwärts? Die Schmerzen klopfen im Kopf erst leise an, werden aber sehr bald aufdringlicher. Bei Spannungskopfschmerzen helfen diese Übungen:

➤ Setzen Sie alle Fingerspitzen auf die Mitte der Stirn, und streichen Sie mit leichtem Druck nach außen bis zu den Schläfen. Dort massieren Sie sanft kreisförmig. Wiederholen Sie das mehrfach – solange es gut tut.

➤ Tippen Sie mit den Fingerspitzen einer Hand sanft auf die Kopfhaut. Beginnen Sie außen, und gehen Sie spiralenförmig weiter bis zur Kopfmitte. Dann wieder außen beginnen.

➤ Streichen Sie mit den Handflächen sanft über das Gesicht. Erst von unten nach oben zur Stirn und seitlich ausstreichen. Dann von oben nach unten und zu den Seiten. Zuletzt kreisend die Wangen reiben.

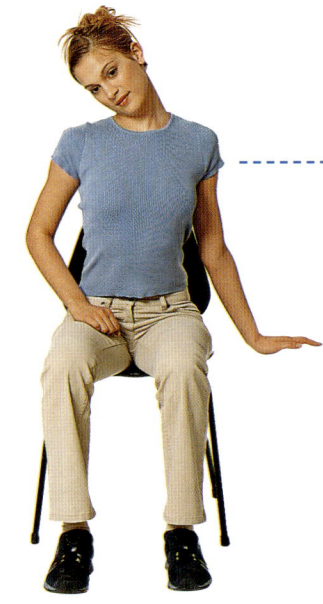

So wird's gemacht

➤ Machen Sie das Programm regelmäßig – am besten mehrmals am Tag – und vor allem dann, wenn Sie die Verspannungen besonders deutlich spüren oder die Schmerzen wieder kommen.

➤ Üben Sie ganz vorsichtig, weder ruckartig noch zu schnell. Bewegen Sie sich immer nur so weit, wie Sie keine Schmerzen haben.

➤ Wiederholen Sie die ersten beiden Übungen jeweils 2- bis 3-mal.

Seitlicher Nacken-Stretch

1. Stellen Sie sich aufrecht hin, oder setzen Sie sich ganz gerade auf einen Stuhl.
2. Schieben Sie das Brustbein nach vorn, und ziehen Sie das Kinn an die Brust.
3. Neigen Sie nun den Kopf nach rechts in Richtung Schulter, und ziehen Sie gleichzeitig den linken Arm mit angewinkelter Hand Richtung Boden.

➤ Wiederholen Sie die Übung zur anderen Seite.

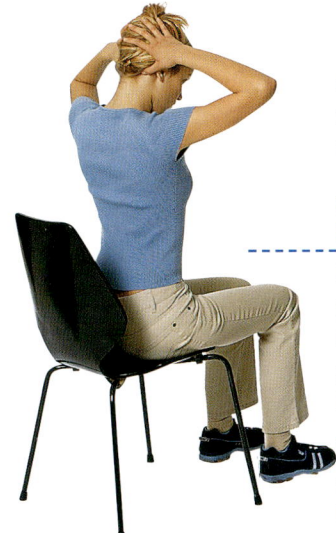

Gerader Nacken-Stretch

1. Auch diese Übung können Sie im aufrechten Stand oder im geraden Sitz durchführen.
2. Legen Sie eine Hand an den Hinterkopf und die andere zur Abstützung an die Halswirbelsäule.
3. Beugen Sie nun den Kopf ganz langsam und vorsichtig nach vorn.
4. Wenn Sie spüren, dass die Übung Ihnen gut tut und Sie die Dehnung noch etwas verstärken wollen, können Sie

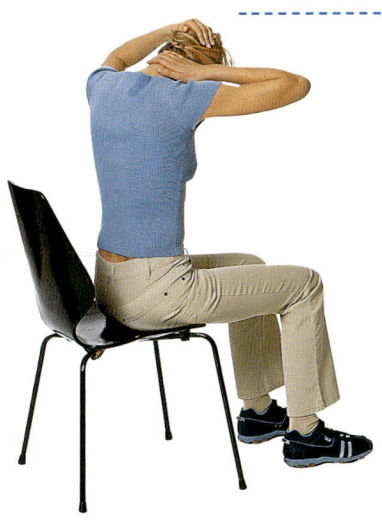

den Hinterkopf mit der Hand noch etwas weiter nach vorn ziehen – aber schön sanft.

Massage der kleinen Nackenmuskeln

Diese Übung massiert Akupressurpunkte, und die kleinen Nackenmuskeln werden gelockert. Das hilft gegen Kopfschmerzen.

1. Legen Sie Ihre Finger oben auf den Hinterkopf und die Daumen jeweils an den Haaransatz hinter den Ohren.
2. Massieren Sie die Kopfhaut kreisförmig mit den Daumen: am Haaransatz entlang, immer ein bisschen weiter – bis zur Wirbelsäule. Üben Sie mit den Daumen dabei einen leichten Druck aus, jedoch nur so fest, wie es Ihnen gut tut.

➤ Massieren Sie so lange, wie es Ihnen Spaß macht, und wiederholen Sie die Übung so oft Sie dazu Lust haben.

Sit up!

Action für Lang- und Vielsitzer

Wir sitzen zu lang, zu oft und zu unbewegt. Aufrechtes, rückenschonendes Sitzen bedeutet Schwerstarbeit für die Rückenmuskeln, die kein Mensch stundenlang durchhalten könnte.

Wenn die Muskeln müde werden

Sobald die Muskulatur ermüdet, sackt der Oberkörper in sich zusammen, die Schultern fallen nach vorn, und der Rücken wird rund. Die Folge: Die Muskeln an Schulterblättern, Po und Bauch erschlaffen, Brust- und Oberschenkelmuskeln verkürzen sich. Die Bandscheiben werden dabei einseitig zusammengepresst. Kein Wunder, wenn dann Rücken und Nacken schmerzen.
Acht Stunden täglich verbringen viele von uns sitzend am Schreibtisch – und oft in falscher Haltung. Ideal wäre

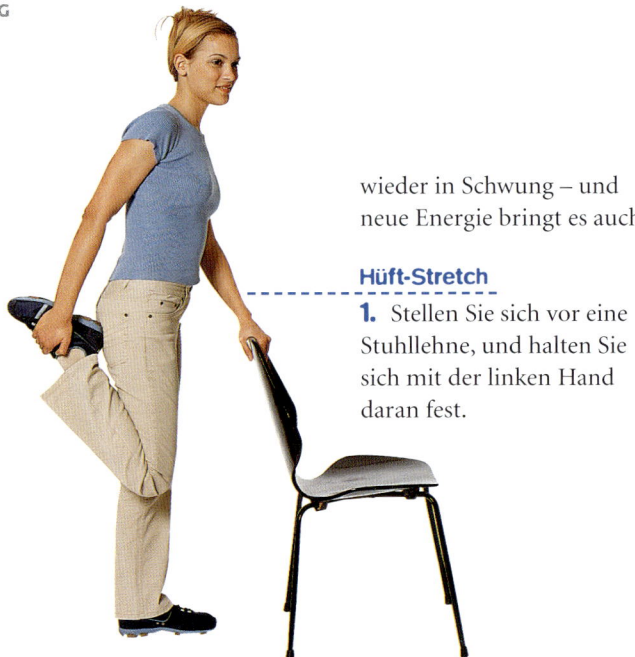

dagegen ein ausgewogener Wechsel zwischen Gehen, Stehen, Sitzen und Liegen.

Das hilft!

Regelmäßige Bewegungspausen helfen, den Teufelskreis zu durchbrechen.
➤ Wenn Sie also merken, dass Ihre Rückenmuskeln den Oberkörper nicht mehr aufrecht halten können, stehen Sie kurz auf, schütteln Ihre Schultern und Arme locker aus und machen unser Stretching-Programm. Es bringt die verspannten Muskeln

wieder in Schwung – und neue Energie bringt es auch.

Hüft-Stretch

1. Stellen Sie sich vor eine Stuhllehne, und halten Sie sich mit der linken Hand daran fest.

2. Umfassen Sie hinter dem Körper mit der rechten Hand das rechte Fußgelenk. Ziehen Sie es sanft zum Po. Beide Knie liegen aneinander.
3. Schieben Sie nun Ihre Hüfte vorsichtig etwas nach vorn. Dabei spüren Sie die Dehnung im vorderen Oberschenkel und vorn an der Hüfte. Achten Sie darauf, dass Sie kein Hohlkreuz machen.

➤ Wiederholen Sie die Übung mit der linken Seite.

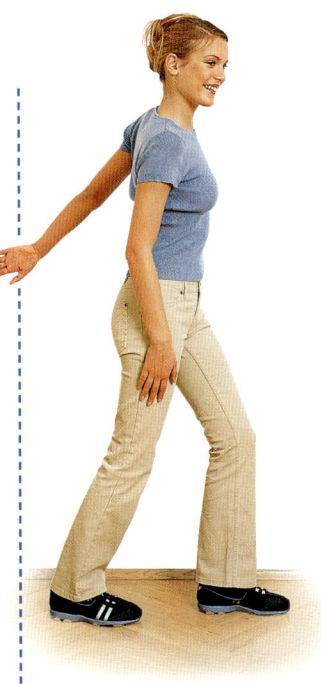

4. Drehen Sie den Oberkörper vorsichtig nach rechts, bis Sie die Dehnung in den Brustmuskeln deutlich wahrnehmen.

➤ Machen Sie die Übung auch mit der anderen Seite.

Für Beine und Oberkörper

Diese Übung dehnt die Rückseite der Beine, die durch langes Sitzen häufig verkürzt ist. Gleichzeitig wird der obere Rücken aufgerichtet und aktiviert.

1. Setzen Sie sich mit geradem Rücken vorn auf Ihren Stuhl, schieben Sie das Brustbein nach vorn, die Schultern bleiben ganz entspannt unten.
2. Strecken Sie das rechte Bein weit nach vorn aus, und stellen Sie es auf die Ferse. Dabei wird die Ferse etwas in Richtung Körper heran gezogen. Den linken Fuß stellen Sie normal mit der ganzen

Sohle auf.
3. Greifen Sie mit Ihren Fingerspitzen an den Hinterkopf, und drücken Sie die Ellbogen weit nach hinten.
4. Beugen Sie sich mit geradem Rücken zum rechten Bein vor.

➤ Gehen Sie nach der Dehnung zurück in den geraden Sitz, und wiederholen Sie die Übung auf der anderen Seite.

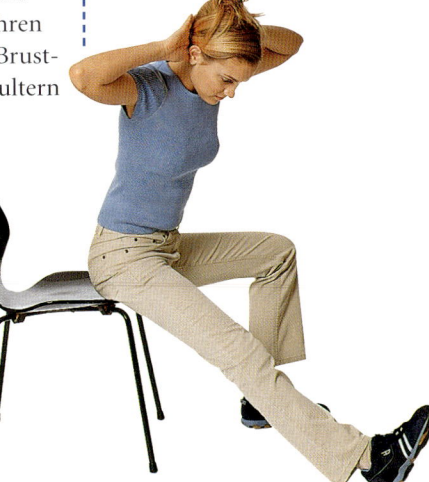

Brust-Stretch

1. Stellen Sie sich mit Ihrer linken Seite in Schrittstellung an eine Wand, das linke Bein steht vorn, das rechte hinten.
2. Spannen Sie Po und Bauch fest an, dabei wird der untere Rücken fast gerade.
3. Legen Sie die linke Hand schräg nach hinten an die Wand. Dabei zeigen die Fingerspitzen nach hinten, und der Handrücken liegt an der Wand. Der Ellbogen ist leicht gebeugt.

High Heels
for ever!

Ausgleich für die Waden

Viele Frauen stehen auf High Heels – manche nur gelegentlich, andere fast immer. Kein Wunder, denn durch die hohen Absätze wirken die Beine länger und der Gang besonders elegant.

Doch jede, die schon einmal einen Stadtbummel auf High Heels hinter sich gebracht hat, weiß, dass dies selten ohne Nebenwirkungen funktioniert. Durch die hohen Absätze kippen die Füße nach vorn, auf dem Ballen lasten beim Gehen fast zwei Drittel des Körpergewichts. Achillessehnen und Wadenmuskeln verkürzen sich. Und wer ständig auf hohen Absätzen herumstiefelt, kann im Extremfall irgendwann gar nicht mehr in flachen Schuhen laufen.

Mit unserem Ausgleichs-Programm überleben Ihre Waden Mode-Trend ganz entspannt. Waden und Achillessehne bleiben geschmeidig und behalten ihre ursprüngliche Länge, selbst wenn Sie laufend High Heels tragen. Vorausgesetzt, Sie machen die Übungen regelmäßig – am besten mehrmals täglich.

Waden-Stretch

1. Stellen Sie ein Bein weit zurück, und stützen Sie sich auf dem vorderen, angewinkelten Bein ab. Das Körpergewicht liegt vorn, die Fußspitzen zeigen geradeaus.
2. Drücken Sie die hintere Ferse vorsichtig in den Boden, bis Sie die Dehnung in der Wade spüren.
Halten …

➤ … und dann die Seite wechseln.

Achilles-Stretch

1. Machen Sie einen kleinen Schritt nach vorn. Dabei sind beide Knie leicht gebeugt.
2. Drücken Sie den hinteren Fußballen hinunter zum Boden. Sie spüren die Dehnung in der unteren Wade und der Achillessehne.

➤ Wiederholen Sie die Übung auf der anderen Seite.

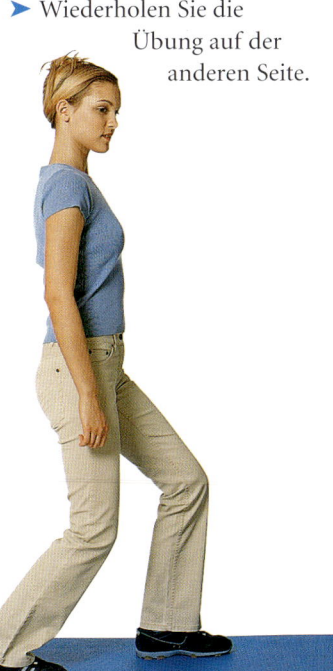

Step-Down

1. Stellen Sie sich oben auf eine Treppenstufe. Der linke Fuß steht mit der ganzen Fläche fest auf der Stufe, die rechte Ferse zeigt über die Stufe hinaus.
2. Führen Sie die rechte Ferse vorsichtig nach unten, bis Sie die Dehnung in der Wade deutlich spüren. Halten Sie die Dehnung etwa 15 Sekunden lang …

➤ … und wechseln Sie dann die Seite.

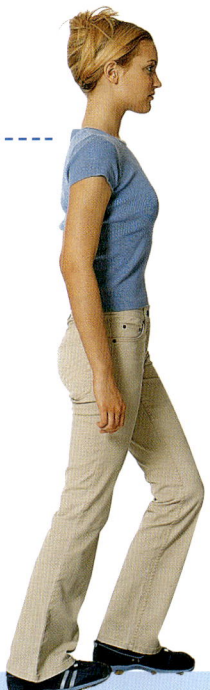

tipp:

Fusspflege mit Soforteffekt

Das hilft nach dem glanzvollen Auftritt auf High Heels:

➤ Fußbäder erfrischen: lauwarm mit Lavendel, Minze oder Rosmarin – genau das Richtige, um dem Fußleiden ein schnelles Ende zu setzen. Alternative: eine Hand voll Salz ins Wasser geben.

➤ Cremes pflegen: eine fettreiche Creme schön dick auf die Füße auftragen. Alternativ: kühlende Gels, aktivierende Frischesprays oder spezielle Puder, die schnell bei Reibungsschmerzen helfen.

➤ Massagen entspannen: Streichen Sie mit den Fingern die Fußsohle langsam von den Zehen zur Ferse hin aus. Danach erst die Zehen und dann den ganzen Mittelfuß vorsichtig mit beiden Händen nach oben und nach unten biegen.

Vor & nach dem Sport

Stretching – passend zur Trainingsart

Sie halten sich regelmäßig fit? Mit Joggen, Radfahren oder Muskeltraining? Super, machen Sie weiter so! Doch vor allem nach dem Training ist es wichtig, die Muskeln intensiv zu dehnen. Sonst drohen Verspannungen, und die Beweglichkeit lässt auf Dauer nach. Stretching hilft dem Körper außerdem, von »Leistungsbereitschaft« auf Erholung umzuschalten.

Fit werden – **flexibel** bleiben

Kein Training ohne Stretching! Diese Regel sollten alle Sportler beherzigen – egal, welche Sportart sie betreiben. Allerdings haben Wissenschaftler herausgefunden, dass Dehnübungen nicht zu jedem Zeitpunkt einer Trainingseinheit den gleichen Sinn machen.

Vordehnen

Dehnen vor dem Sport wurde noch vor einiger Zeit uneingeschränkt empfohlen. Inzwischen weiß man, dass dadurch die Schnellkraft herabgesetzt werden kann. Der Grund: Wird der Muskel gedehnt, ist er weniger bereit, sich zusammenzuziehen. Die sportliche Leistungsfähigkeit nimmt ab.

Nicht immer das Richtige

Wenn Sie eine Sportart betreiben, für die Sie Schnelligkeit brauchen, zum Beispiel Kurzstreckenlauf oder Ballsportarten wie Badminton oder Handball, sollten Sie auf das Vordehnen verzichten.

Körper & Geist einstimmen

Bei allen anderen Sportarten können Sie weiterhin vordehnen. Denn: Stretching vor dem Sport hilft Ihnen, sich auf Ihren Körper zu konzentrieren und auf das Training einzustimmen – physisch und psychisch.

Dynamisches Vordehnen

Das Vordehnen sollte dynamisch ausgeführt werden. Und das geht so:

➤ Bewegen Sie sich in jeder Dehnposition sanft federnd nach vorn – immer wieder.
➤ Machen Sie keine harten, ruckartigen Bewegungen.
➤ Gehen Sie nicht bis an die Schmerzgrenze.

Das dauernde, sanfte Reizen der Rezeptoren an der Beweglichkeitsgrenze stimuliert Muskeln und Nerven und bereitet sie optimal auf das Training vor.

Nachdehnen

Stretching nach dem Sport – darauf sollte kein Sportler verzichten, unabhängig von der Sportart.
Es erhält die Beweglichkeit und fördert die Regeneration. Denn: Stoffwechselprodukte aus den Muskeln können schneller abtransportiert werden. Körper und Psyche schalten besser von Leistungsbereitschaft auf Erholung um.

So wird's gemacht

➤ Dehnen Sie statisch oder bewegt-statisch (Seite 8).
➤ Dehnen Sie die Muskeln, die Sie beim Sport vorrangig eingesetzt haben, besonders intensiv.
➤ Stretchen Sie nur ganz vorsichtig, wenn Sie ein besonders hartes Training hinter sich haben. Denn müde Muskeln sind verletzungsgefährdet!
➤ Halten Sie jede Übung 15 bis 30 Sekunden lang.
➤ Wiederholen Sie jede Übung 2-, höchstens 3-mal.

Für Jogger und Walker

Bei Joggern und Walkern verkürzen sich vor allem die vorderen und hinteren Oberschenkelmuskeln und die Waden. Sind die Schultern beim Laufen nicht locker, sondern werden nach oben gezogen, verspannt sich der ganze Oberkörper. Unsere Stretching-Übungen für Jogger und Walker helfen, die Belastungen des Trainings auszugleichen. Damit Sie noch lange und mit Genuss laufen können!

Für die hinteren Beinmuskeln

1. Sie stehen locker, die Knie sind leicht gebeugt.
2. Stellen Sie die rechte Ferse vor sich auf, und stützen Sie die Hände auf dem linken Oberschenkel ab.
3. Schieben Sie den Po langsam nach hinten, und neigen Sie den Oberkörper gerade nach vorn – die Schultern bleiben hinten, das Brustbein geht nach vorn. Sie spüren den Dehnzug auf der Beinrückseite.
4. Halten Sie die Position, und konzentrieren Sie sich dabei auf die gedehnte Körperstelle.

➤ Machen Sie die Übung mit dem anderen Bein.

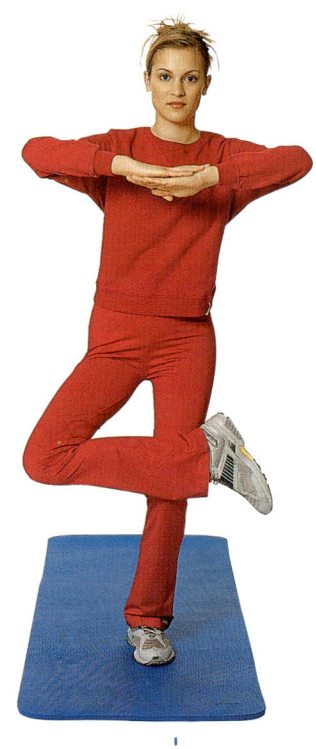

Für den Po

1. Stellen Sie die Füße hüftbreit auseinander, und beugen Sie Ihre Knie.
2. Schieben Sie Ihren Po weit nach hinten, und legen Sie Ihren rechten Fuß über den linken Oberschenkel.

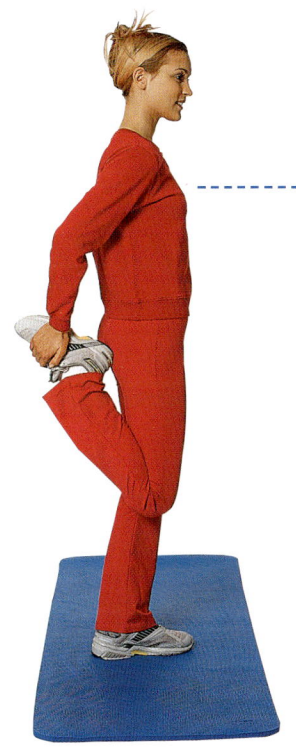

Für die Oberschenkel

Für die nächste Übung brauchen Sie etwas Gleichgewicht:
1. Umfassen Sie im Stand einen Fuß am Gelenk oder Fußrücken, und ziehen Sie ihn sanft Richtung Po. Achten Sie darauf, dass beide Knie aneinander liegen.
2. Schieben Sie die Hüfte vorsichtig nach vorn, und machen Sie dabei kein Hohlkreuz.

➤ Seitenwechsel.

Für den Oberkörper

1. Stellen Sie sich aufrecht hin, die Füße etwas auseinander. Ihre Knie sind gebeugt.
2. Greifen Sie mit Ihren Fingern an den Hinterkopf, und drücken Sie Ihre Ellbogen nach hinten. Schieben Sie das Brustbein nach vorn, und ziehen Sie Ihr Kinn leicht heran, damit sich Ihre Halswirbelsäule streckt.
3. Beugen Sie sich so weit zur linken Seite, dass der rechte Ellbogen gerade nach oben zeigt. Spüren Sie die

Spüren Sie die Dehnung in der rechten Gesäßhälfte. Ihre Hände können Sie vor der Brust locker übereinander legen. Wenn Sie Probleme mit dem Gleichgewicht haben, können Sie sich auch an einem Stuhl oder einer Wand festhalten.

➤ Vergessen Sie nicht, die Übung auch auf der linken Seite zu machen.

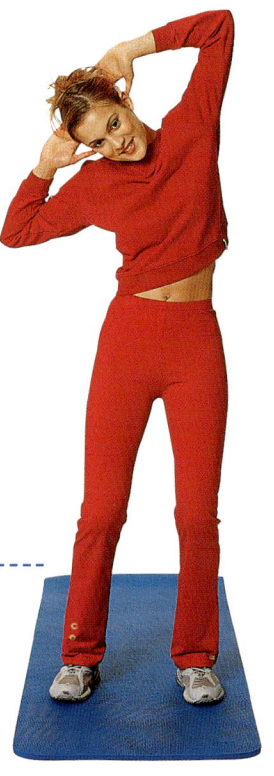

Dehnung in der rechten Körperseite.

➤ Vergessen Sie auch die andere Seite nicht.

Für
Radfahrer

Diese Übungen sind optimal, um Verspannungen, die durch längeres Radfahren entstehen, auszugleichen.

● Beim Herunterdrücken und Hochziehen der Pedale kräftigen Sie vorwiegend die Oberschenkelrück- und Vorderseite.

● Beim langen Aufstützen auf den Lenker werden Schultern, Brust und Nacken ungünstig belastet.

● Und durch das lange Festhalten des Lenkers sind Hände und Unterarme häufig verspannt.

Machen Sie deshalb die Übungen nach jeder Tour. Und wenn Sie zwischendurch merken, dass Ihre Muskeln sich verspannen – einfach absteigen, dehnen und sofort weiterfahren!

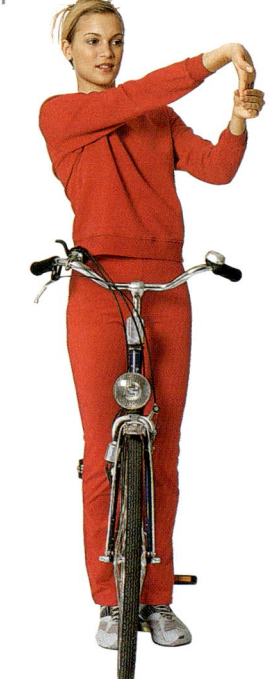

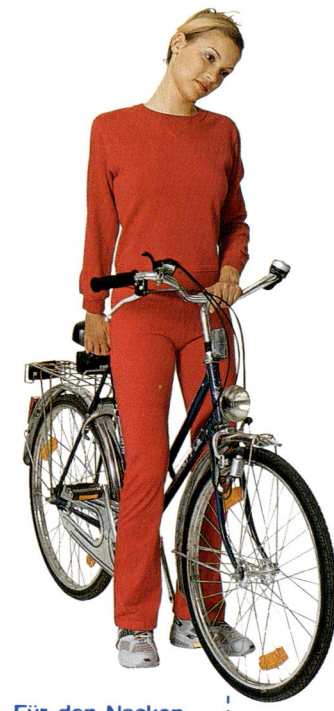

Für Hände und Unterarme

1. Ihre Beine sind leicht gegrätscht, und das Rad steht sicher zwischen Ihren Beinen.
2. Strecken Sie den rechten Arm lang nach vorn aus, die Handfläche zeigt nach oben.
3. Ziehen Sie die Finger der rechten Hand mithilfe der linken vorsichtig nach unten. Dabei spüren Sie einen leichten Zug im Unterarm.

➤ Machen Sie die Übung auch mit dem anderen Arm.

Für den Nacken

1. Bleiben Sie in der gleichen Position stehen, und halten Sie sich mit der rechten Hand am Sattel fest.
2. Ziehen Sie das Kinn zum Oberkörper heran, und neigen Sie vorsichtig den Kopf zur linken Schulter.

➤ Machen Sie das Gleiche auf der anderen Seite.

Für Schultern und Brust

1. Jetzt stehen Sie direkt vor dem Fahrradsattel, eine Hand liegt darauf, die andere auf dem Lenker.

2. Gehen Sie weit zurück, und beugen Sie Ihre Knie leicht an. Ihre Arme sind gestreckt, der Oberkörper ist mit geradem Rücken nach vorn geneigt.

Für die Rückseite der Beine

1. Halten Sie sich mit einer Hand an Ihrem Fahrrad fest. Heben Sie ein Bein, legen Sie es auf den Gepäckträger, und ziehen Sie die Fußspitze zum Körper heran.

2. Beugen Sie sich mit geradem Rücken zum angehobenen Bein nach vorn.

Wichtig ist wieder mal, dass Sie dabei Ihr Brustbein nach vorn schieben, die Schultern unten lassen und das Kinn leicht heran ziehen.

➤ Wenn Sie die Dehnung lang genug gehalten haben, nehmen Sie Ihren Fuß wieder herunter und machen die Übung auch mit dem anderen Bein.

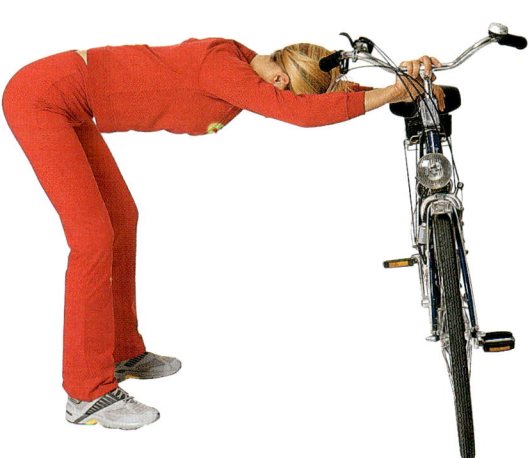

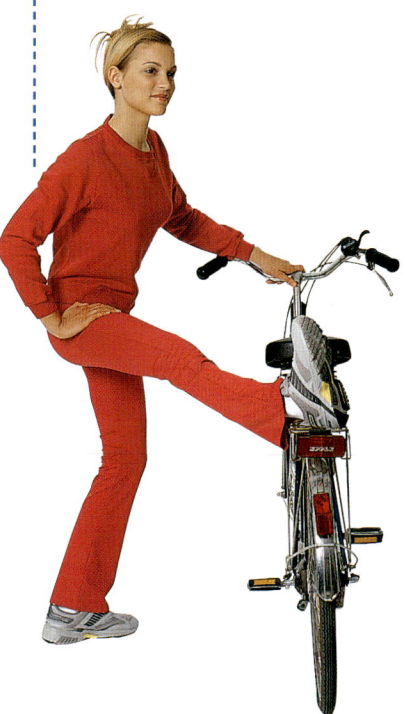

3. Bewegen Sie Schultern und Brust etwas Richtung Boden. Dabei spüren Sie ein leichtes Ziehen.

BBP-Stretching

Dehnen nach Bodyforming-Workouts

Viele Frauen treiben vor allem deshalb Sport, weil sie etwas für ihre Figur tun wollen. Es funktioniert: Sanftes Muskeltraining festigt den Körper und strafft das Gewebe. Gezieltes Bodyforming – Muskelkräftigung für Bauch, Beine und Po – setzt direkt an den Problemzonen an und schenkt uns wohlgeformte Proportionen.

Doch viele Frauen wissen nicht, dass Stretching-Übungen nach der Bauch-Beine-Po-Gymnastik genauso wichtig sind. Muskeln, die gezielt gekräftigt werden, müssen auch wieder geschmeidig gemacht werden. Wer sich nach einem Workout nicht dehnt, fühlt sich stocksteif und bekommt Muskelkater. Langfristig kommt es zu Verspannungen und Schmerzen.

➤ Machen Sie diese Stretching-Übungen nach jeder Bauch-Beine-Po-Gymnastik.

Für den Bauch

1. Legen Sie sich bequem auf den Rücken, und stellen Sie beide Füße etwas mehr als hüftbreit auf. Legen Sie Ihre Arme lang hinter dem Kopf auf dem Boden ab.
2. Heben Sie langsam Po und Rücken vom Boden ab, bis der Oberkörper auf den Schulterblättern ruht.
3. Bewegen Sie die Hüfte noch ein wenig mehr nach oben, aber nur so weit, dass Sie keine Rückenschmerzen bekommen.
4. Atmen Sie nun tief und gleichmäßig in den Bauch ein und aus, während Sie die Stellung halten.

Für den Po

1. Bleiben Sie auf dem Rücken liegen, und heben Sie beide Knie zum Bauch. Legen Sie den rechten Fuß über den linken Oberschenkel.
2. Umfassen Sie den linken Oberschenkel mit beiden Händen, und ziehen Sie ihn noch etwas stärker an den Bauch heran.

➤ Anschließend wechseln Sie die Seite.

Für die Beine

1. Knien Sie sich hin, und stellen Sie den linken Fuß vorn auf – Fuß- und Kniegelenk befinden sich direkt übereinander. Wenn Sie dabei in den Knien Beschwerden haben, legen Sie sich ein Kissen unter.

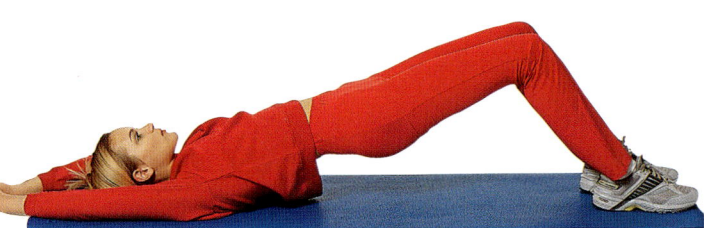

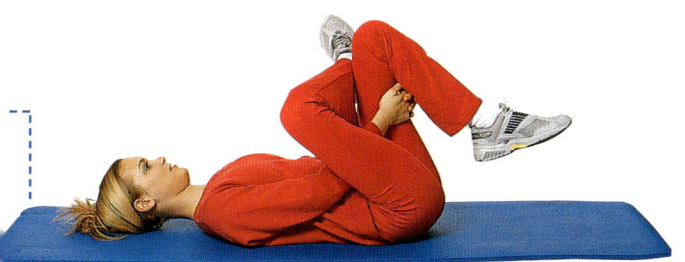

2. Verlagern Sie das Gewicht auf das vordere Bein, und stützen Sie sich mit beiden Händen auf dem Oberschenkel ab. Der Rücken bleibt gerade – bewegen Sie das Brustbein etwas nach vorn.

3. Schieben Sie nun die rechte Hüfte vorsichtig nach vorn in Richtung Boden. Sie spüren die Dehnung auf der rechten Hüftseite.

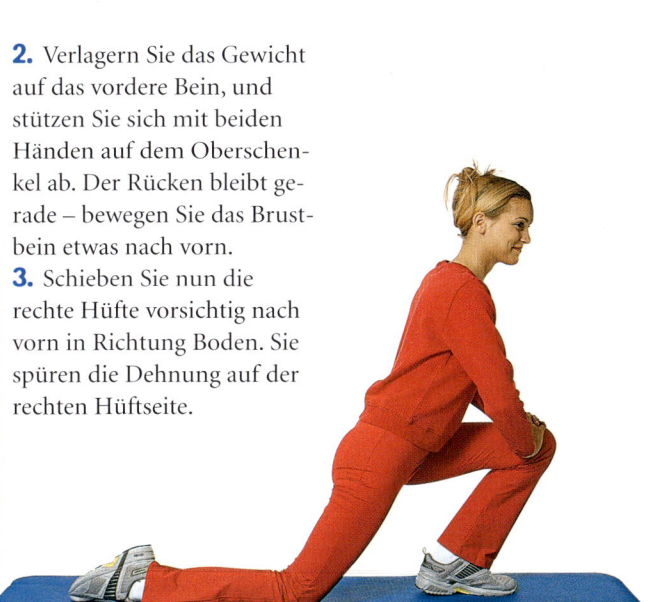

info:

WAS TUN BEI MUSKELKATER?

Stretching-Übungen können Muskelkater verursachen, wenn sich Ihre Muskeln noch nicht optimal auf die neuen und ungewohnten Bewegungen eingestellt haben.

Ursache für den Muskelkater sind mikroskopisch feine Risse in den Muskelfasern. Durch diese Miniverletzungen bilden sich kleine Ödeme, Schmerz auslösende Substanzen treten in das Muskelgewebe ein, und der Muskel verspannt sich. Der Schmerz beginnt in der Regel am ersten oder zweiten Tag nach dem Training.

Keine Sorge, nach etwa 2 bis 3 Tagen ist der Schmerz wieder verschwunden – von ganz allein. Die kleinen Risse heilen vollständig ab.

➤ Wenn Sie nicht so lange warten wollen: Alles, was die Durchblutung fördert, beschleunigt auch die Heilung. Zum Beispiel ein heißes Bad, Wechselduschen, Sauna oder eine sanfte Massage.

Gesucht – gefunden

Buchtipps

Zum Stretching

Karin Albrecht/Stephan Meyer/Lukas Zahner: Stretching. Das Expertenhandbuch. Grundlagen für Trainer und Sportler; Haug Verlag, Heidelberg

Gerd Schnack: Intensivstretching und Ausgleichsgymnastik. Aktivtherapie bei Fehlbelastungen; Deutscher Ärzte-Verlag, Köln

Zum Bodyforming

Petra Regelin: Fit. Bodyforming. Die besten Workouts für eine gute, straffe Figur; Gräfe und Unzer Verlag, München

Jennifer Wade: Fatburner. Das Fitnessprogramm; Gräfe und Unzer Verlag, München

Jennifer Wade/Gudrun Starringer: Basic Fitness. Alles, was Sie brauchen, um schnell und mit Spaß topfit zu sein; Gräfe und Unzer Verlag, München

Zum Gesundheitssport

Dieter Beh: Atemgymnastik. Übungsprogramme für Stressabbau und Körperwahrnehmung; BLV, München

Dieter Koschel/Corinne Ferié: Vorbeugende Wirbelsäulengymnastik; Meyer und Meyer Verlag, Aachen

Achim Schmauderer: Wirbelsäulengymnastik; Gräfe und Unzer Verlag, München

Anna Trökes: Yoga für Rücken, Schultern und Nacken; Gräfe und Unzer Verlag, München

Günther T. Werner/Michaele Nelles: Rückenschule; Gräfe und Unzer Verlag, München

Hilfreiche Adressen

Hier bekommen Sie Informationen darüber, welche besonders qualifizierten und mit dem Prädikat »Pluspunkt Gesundheit« ausgezeichneten Gesundheitssportkurse in einem Verein in Ihrer Nähe angeboten werden:

Deutscher Turner-Bund
Otto-Fleck-Schneise 8
D – 60528 Frankfurt
Tel. 069 / 678 010

www.pluspunkt-gesundheit.de

Sachregister

Über die Autorin

Petra Regelin ist Diplom-Sportlehrerin und studierte Journalistin. Sie arbeitet als Referentin beim Deutschen Turner-Bund und schreibt als Freie Journalistin für Zeitschriften wie »Brigitte« und »Vital«. Für die »Brigitte« hat sie unter anderem die Fitness-Programme Tai-Chi-Aerobic, Wellness-Jogging und Balance-Aerobic entwickelt. Petra Regelin unterrichtet seit 20 Jahren im Freizeit- und Gesundheitssport. Sie ist Autorin des Buches »Bodyforming« im Gräfe und Unzer Verlag.

Wichtiger Hinweis

Die Ratschläge des vorliegenden Buches wurden sorgfältig recherchiert und haben sich in der Praxis bewährt. Alle Leserinnen und Leser sind jedoch aufgefordert, selbst zu entscheiden, ob und inwieweit sie die Anregungen aus diesem Buch umsetzen wollen. Autorin und Verlag übernehmen keine Haftung für die Resultate.

Bildnachweis

Fotoproduktion:
  Martin Wagenhan
Styling: Susa Lichtenstein

Wir bedanken uns bei der Firma Karstadt Sport, München, die uns freundlicherweise Sportausrüstung zur Verfügung stellte.

Impressum

© 2002 Gräfe und Unzer Verlag GmbH, München
Alle Rechte vorbehalten, Nachdruck, auch auszugsweise, sowie Verbreitung durch Film, Funk, Fernsehen und Internet, durch fotomechanische Wiedergabe, Tonträger und Datenverarbeitungssysteme jeder Art nur mit schriftlicher Genehmigung des Verlages.

Redaktion: Ilona Daiker
Lektorat und Gestaltung:
  Felicitas Holdau
Layout: Heinz Kraxenberger
Umschlag: Independent
  Medien-Design
Herstellung: Helmut Giersberg
Lithos: W & Co., München
Druck/Bindung: Alcione, Trento

ISBN 3-7742-5572-5

Auflage	5.	4.	3.	2.	1.
Jahr	06	05	04	03	02

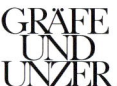

GRÄFE UND UNZER

Ein Unternehmen der
GANSKE VERLAGSGRUPPE